AF569621

Yoga Nidra in der *Schwangerschaft*

Nadja Brenneisen

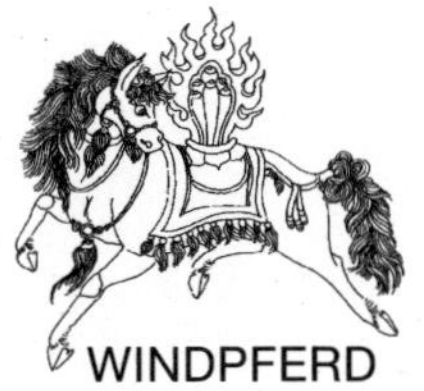

1. Auflage 2021

Umschlaggestaltung: Jennifer Jünemann | bitdifferent
unter Verwendung einer Illustration von Meike Haug
Illustrationen: Meike Haug
Lektorat: Eva Wagner
Layout und Satz: Marx Grafik & ArtWork
Druck: Westermann Druck Zwickau GmbH

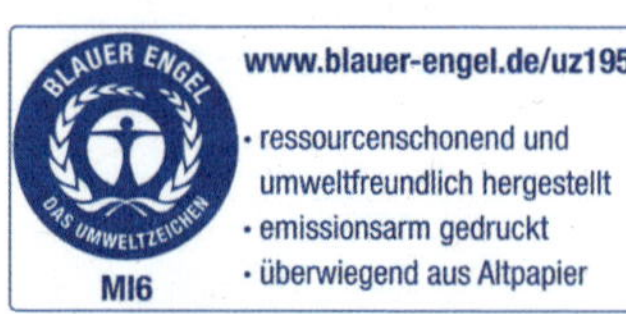

Dieses Druckprodukt ist mit dem Blauen Engel ausgezeichnet

Printed in Germany
ISBN 978-3-86410-322-3
www.windpferd.de

Für Merilian,
mein Kind und meinen Lehrer.

Inhalt

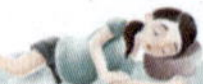

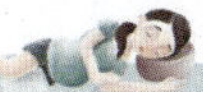

Vorwort von Barbara Kündig

Als ich vor zwanzig Jahren Yoga-Nidra in Indien kennenlernte, hatte ich keine Ahnung, welche beruflichen und privaten Auswirkungen diese wunderbare Meditations- und Entspannungstechnik auf mein Leben haben würde. Einige Jahre später, als ich selbst Mutter geworden war, konnte ich im Privaten am eigenen Leibe gut spüren, welche Wirkungen die Tiefenentspannungsübung Yoga-Nidra auf eine Mutter, auf ein Kind und auf eine ganze Familie haben kann. Ich hatte den Eindruck, dass es wahrlich das Einzige ist, was eine frisch gebackene Familie nötig hat. Alles, was die Medien vorschlagen, welche Anschaffungen man machen und was man alles haben müsste mit einem kleinen Baby, war für mich nicht mehr wichtig. Denn ich spürte, dass Ruhe und Gelassenheit der Schlüssel sind, um mit der neuen Situation umzugehen.

In der Schwangerschaft wirst du Yoga-Nidra nicht mehr missen wollen. Es ist dein tägliches Aufladen deiner Batterien und das Ausgleichen deiner Energien. Yoga-Nidra hilft dir, deinen Körper, deinen Geist und auch dein Herz in eine neue Situation hineinwachsen zu lassen.

Das halbstündige Pendeln zwischen Alpha- und Theta-Hirnwellen ist das nachhaltigste und tiefgreifende Entspannungstraining, das mir in meiner über 20-jährigen Tätigkeit als Beraterin und Lehrerin begegnet ist.

So wünsche ich dir, liebe Leserin, die jetzt dieses Buch in den Händen hält, wunderbare Erfahrungen mit der glückseligsten aller Entspannungstechniken, und dass du noch viele Jahre davon profitieren wirst.

Alles Liebe, deine Barbara Kündig

Warum braucht es dieses Buch?

Durch meine Arbeit als Doula und Yogalehrerin wird mir Woche um Woche aufs Neue bewusst, wie viele Frauen mit einer Grundhaltung in die Geburt gehen, die das Geburtserleben negativ beeinflusst. Diese Grundhaltung nährt sich aus der Annahme, dass man die Verantwortung für die Geburt des eigenen Kindes abgeben kann. Man geht davon aus, dass das Spital, die behandelnde Ärztin und die Hebamme schon wissen, was gut für einen ist. Viele Frauen gehen pflichtbewusst zur Vorsorge, machen jede vorgeschlagene Untersuchung, leiten dann ein, wenn die Ärztin es vorschlägt, und gebären im nächstgelegenen Spital. Das mangelnde Bewusstsein darüber, wie eine Geburt abläuft und welche Ressourcen der Körper dafür bereithält, halten sie davon ab, den Geburtsprozess aktiv mitzubestimmen. Die Frauen geben sich nicht ihrem Körper, sondern dem medizinischen Personal hin, das in der Folge die Verantwortung übernimmt.

Eine Folge dieser Grundhaltung ist unter anderem, dass viele Frauen unzureichend vorbereitet in die Geburt gehen. Ich mache die Erfahrung, dass viele Frauen im Geburtsprozess schon relativ früh vom Schmerz übermannt werden. Nicht, weil der Schmerz nicht zu bewältigen wäre, sondern weil die Frauen schlicht und einfach keine Strategien erlernt und geübt haben, mit ihm umzugehen. Und wenn eine Frau merkt, dass sie keine Möglichkeit hat, sich in den Schmerz hinein zu entspannen, und sich deshalb instinktiv gegen ihn wehrt, dann droht die Angst vor dem Schmerz in Panik auszuufern und sie zu übermannen. Hebammen, Ärzte und auch viele werdende Co-Elternteile tun ihr Bestes, um Frauen aus diesen Zuständen herauszuholen – mit gutem Zureden, mit Hilfestellung bei der Atmung und mit Medikamenten. Doch das Gefühl des Ausgeliefertseins und vor allem das Gefühl, dass man es nicht alleine geschafft hätte, verändert das Geburtsempfinden der Frauen und somit den Start in ihre Mutterschaft auf einer tiefer liegenden Ebene.

Mit diesem Buch möchte ich dir dabei helfen, in deine innere Kraft und Gebärfähigkeit zurückzufinden. Ich möchte klarmachen, dass jede Frau die Verantwortung für die Geburt ihres Kindes übernehmen soll, im Wissen, dass sie alles Nötige in sich hat, um selbstbestimmt und vor allem aus eigener Kraft zu gebären. Eine Geburt ist nicht nur der Start ins Leben eines Kindes, sondern eben auch der Start ins Leben der Frau als Mutter. Die Mutter wird geboren. Und es ist unendlich kostbar und heilsam, wenn sie in einem Selbstvertrauen geboren wird, das ihr Grundvertrauen festigt, als Frau und als Mutter den weiteren Weg in eigener Kraft gehen zu können.

In meinem ersten Jahr als Doula ließ ich mich in klassischem *HypnoBirthing* ausbilden und stellte einige Parallelen zu meiner Lieblingspraxis der yogischen Techniken – dem Yoga-Nidra – fest. Nach einigen HypnoBirthing-Kursen, die ich leitete, bemerkte ich aber auch relevante Unterschiede, und mir wurde klar, dass Yoga-Nidra tiefere und ganzheitlichere Aspekte bereithält, die durch HypnoBirthing nicht erreicht werden. So begann ich, mit dem yogischen Schlaf zu experimentieren und »meine« Frauen damit gezielt auf die Geburt vorzubereiten. Als ich während der Corona-Krise eine Frau während der Geburt ihres Kindes unterstützen durfte, die ich zuvor mit Yoga-Nidra begleitet hatte, fiel es mir wie Schuppen von den Augen: Diese Technik gehört in die Welt. Jede Frau sollte die Chance haben, so zu gebären.

Ich hatte Tamara schon früh in ihrer Schwangerschaft kennengelernt. Sie war frisch schwanger, als sie mich engagierte. Wir trafen uns einige Male in dieser Phase, und ich bereitete sie und ihren Freund auf die Geburt vor. Mit Tamara übte ich Yoga-Nidra, leitete sie an und erklärte ihr, dass sie von nun an, bis zur Geburt, die Übung täglich machen sollte.

Als ihr Freund mich einige Monate später zur Geburt rief und ich im Spital ankam, war Tamara schon beinahe zur Hälfte eröffnet. Sie saß in der Badewanne, in einer Anmut, die ich bis dahin selten gesehen hatte. Wenn eine Wehe kam, beugte sie sich vor und ließ ihr Becken intuitiv kreisen, stöhnte, blieb aber absolut entspannt. Die Geburt ging zügig voran. Tamara stieg aus eigener Kraft aus der Wanne und begann durchs Zimmer zu gehen. Wie eine Tänzerin. Zwischen den Wehen lief sie andächtig durch den Raum und bewegte ihre Hüften. Während der Wehen stütze sie sich auf dem Wannenrand ab und schien tief in ihrem Inneren zu versinken. Ich tat wenig in diesen Stunden. Tamara hat mich kaum gebraucht. Sie gebar so selbstbestimmt und selbstsicher, animalisch, instinktiv und wunderschön, wie ich es bisher kaum erlebt habe.

Tamara unterschied sich von anderen Frauen insofern, dass sie ihrem Körper vertraute und ihn spürte. Sie wusste, dass nur die Angst ihr Feind war und dass sie sich vor dem Schmerz nicht fürchten musste. Sie verstand, dass ihre Wehen von ihrem Körper kamen und so nie stärker sein konnten als sie selbst.

Ich begriff, dass Tamara ihre Entspannung tief in ihrem Körper verankert hatte, sodass sie während der Geburt, die eine Extremsituation darstellt, nicht darüber nachdenken musste, wie sie sich entspannen und atmen sollte, sondern intuitiv auf dieses im Körper gespeicherte Wissen zugreifen konnte.

In diesem Buch möchte ich dir Schritt für Schritt erklären, wie du Yoga-Nidra für dich nutzen kannst, um deinen Körper auf Entspannung zu konditionieren, wie du ruhiger und gelassener durch die Schwangerschaft gehen und deinen Geist so verändern kannst, dass du ihn kontrollierst und er dir als Freund zur Seite steht, statt im falschen Moment Panik auszulösen.

Meine Geschichte

Eins vorweg: Eigentlich möchte ich nicht, dass du folgendes Kapitel liest. Du bist schwanger und erwartest vielleicht dein erstes Kind. Vielleicht hast du aber auch schon einmal geboren. Mit Sicherheit hast du aber in deinem Leben bereits viele Horror-Geschichten über Geburten hören oder in Filmen sehen müssen. Mein erster Tipp an dich ist, dass du dir von nun an keine dieser Geschichten mehr anhören sollst. Denn alles, was du über die Geburt zu wissen glaubst, ist subjektiv und gründet darauf, was du in deinem Leben bisher über Geburten gehört und gesehen hast.
Viele Frauen in deinem Umfeld werden dir ihre eigene Gebär-Geschichte erzählen wollen, sobald sie wissen, dass du schwanger bist. Sag diesen Leuten, dass du nur Geschichten hören willst, die positiv und schön in ihrer Aussage sind. Sag ihnen, dass sie Geschichten über Dammschnitte, Notkaiserschnitte oder auch nur über immensen Schmerz für sich behalten sollen, bis du die Chance hattest, deine eigene Geburtserfahrung zu machen.

Meine eigene Schwangerschafts- und Geburtsgeschichte gehört in diese Kiste, aus der ich keiner Schwangeren ungefragt erzählen würde. Sie ist nicht schön, sondern traurig. Trotzdem glaube ich, dass du ein Recht darauf hast, zu wissen, wer ich bin und wieso ich es mir zur Aufgabe gemacht habe, Frauen bei ihrer selbstbestimmten Geburt zu unterstützen. Wenn du also folgende Zeilen über meine Geburtsgeschichte liest, lass dir gesagt sein: Ich hatte damals keinen blassen Schimmer. Ich hatte mich nicht mit Yoga-Nidra auf die Geburt vorbereitet und auch keine Atemtechnik verinnerlicht. Ich habe mich blind vertrauend in die Hände des Spitalpersonals gegeben und dabei etwas ganz Wichtiges vergessen: meine Selbstverantwortung. Ich hatte mir keine Gedanken gemacht, ob eine Spitalgeburt das Richtige für mich ist. Ich hatte mir nicht überlegt, was für mich als Individuum der wirklich passende Weg ist, mein Kind in diese Welt zu gebären. Ich bin auf einem ausgetrampelten Pfad gegangen, weil ich dachte, dass dies der normale Weg sei.

Dieses Buch ist dazu da, dass dir dieser Fehler nicht passiert. Entscheide bitte für dich selbst, ob du meine Geschichte lesen oder an diesem Punkt zum nächsten Kapitel blättern möchtest.

Ich erinnere mich gut an den Tag, an dem ich von meiner Schwangerschaft erfuhr. Es war ein kalter Novembertag, der Geburtstag meines Vaters. Ich war mittags zum Yoga gegangen. In *Shavasana*, der Tiefenentspannung am Ende der Lektion, versank ich in einem Zustand tiefer Meditation. Plötzlich wusste ich, dass ich schwanger bin. Als hätte mir jemand diese Information einfach in den Kopf gelegt. Als ich mich dann warm einpackte und auf den Weg machte, mit meinem Mann mittagessen zu gehen, konnte ich nicht anders, als vor mich hin zu lächeln. Ich war noch nicht überfällig, meine Periode sollte erst in den nächsten Tagen einsetzen. Während des Mittagessens sagte ich noch nichts zu meinem Mann. Ich beschloss allerdings, gleich einen Test zu machen.

Wenn man den Schwangerschaftstest vor dem Ausbleiben der Menstruation macht, ist ein negatives Ergebnis nicht zwangsläufig ein Zeichen dafür, dass keine Schwangerschaft vorliegt. Es ist möglich, dass der Hormongehalt im Urin noch zu niedrig ist, um angezeigt zu werden. Wenn der Test aber positiv ausfällt, besteht mit hoher Wahrscheinlichkeit eine Schwangerschaft.

Der Test, den ich machte, sobald ich zuhause war, zeigte meine Schwangerschaft bereits an.

Während den ersten Wochen meiner Schwangerschaft litt ich enorm unter Gefühlsschwankungen. Wir bliesen unsere geplante Afrikareise ab. (Der Tropenarzt sagte: „Wenn das Kind nicht erwünscht ist, würde ich Ihnen raten, nach Tansania zu reisen. Sie sind ja noch jung und werden leicht wieder schwanger, wenn sie es dort verlieren.“) Stattdessen flogen wir für zwei Wochen in die Arabischen Emirate und kamen in einem riesigen Hotel neben einer monströsen Baustelle unter. Ich googelte andauernd nach Informationen darüber, was ich nun als Schwangere essen darf und wovon ich besser die Finger lassen sollte. Mir ging es während dieses Urlaubs nicht gut. Ich war unglaublich verunsichert und im emotionalen Chaos. Davon, dass diese depressiven Verstimmungen auch schlicht und einfach mit der Hormonumstellung zu tun hatten, hatte ich damals keine Ahnung.

Im Januar legte sich die emotionale Achterbahnfahrt, und ich hatte das Gefühl, endlich wieder in meinem Körper anzukommen.

An meinem Geburtstag Ende Januar nahm sich eine meiner besten Freundinnen das Leben. Parallel dazu verkrachte ich mich mit meiner Mutter. Ich stürzte in ein weiteres Loch. Dazu kam ein furchtbar schlechtes Gewissen gegenüber meinem Baby. War ich eine schlechte Mutter, wenn ich meinem Kind nicht einmal eine entspannte Schwangerschaft bieten konnte? Würden all meine Emotionen, all meine Trauer und meine ohnmächtige Wut mein Kind prägen? Ich versuchte, mich möglichst weit abzugrenzen, um mein Baby zu schützen, so gut es ging. Was alles andere als einfach war.

Medizinisch ging es mir gut. Meine Ärztin informierte mich gut und war immer erreichbar, wenn ich Fragen hatte. In der Mitte meiner Schwangerschaft bekam ich Kreislaufprobleme und wurde an der Kasse eines Kleidergeschäfts ohnmächtig. Meine Ärztin schrieb mich so weit krank, dass ich nur noch morgens arbeiten musste. Von da an trat ich ruhiger. Ich versuchte meine Schwangerschaft zu genießen, besuchte Schwangerschafts-Yoga-Lektionen und legte mich routinemäßig zum Mittagsschlaf hin.

Zum Ende meiner Schwangerschaft hin versöhnte ich mich wieder mit meiner Mama, was mich unheimlich stärkte. Es war mittlerweile Sommer, und ich genoss es, rund wie ich war, nur in leichten Sommerkleidern zur Eisdiele zu watscheln. Ich hielt fleißig meinen Mittagsschlaf ab und machte so viel Yoga, wie noch ging.

Mein Mann und ich beschlossen eines Abends – sechs Tage vor dem errechneten Geburtstermin –, zusammen in der Quartierbeiz gleich neben unserem Wohnblock essen zu gehen. Während der Vorspeise merkte ich plötzlich, wie es in meiner Unterhose feucht wurde. Auf der Toilette sah ich mich mit jeder Menge Glibber konfrontiert. Der Glibber war durchsichtig, leicht gelblich und etwa teelöffelgroß. Mein Schleimpfropf war abgegangen. Mir wurde klar, dass es mit der Geburt nicht mehr lange dauern würde.

Zuhause gingen wir zu Bett. Vor Aufregung konnte ich aber kaum schlafen, und bald machten sich auch erste Wehen bemerkbar. Wenn man noch nicht geboren hat, ist es unglaublich schwer einzuschätzen, wie sich die Wehen anfühlen sollten und wann es wirklich Zeit ist, aufzubrechen. So entschied ich mich gegen fünf Uhr morgens, meinen Mann zu wecken. Wir aßen noch von dem Kuchen, den ich am Vortag gebacken hatte, und machten uns dann auf den Weg ins Krankenhaus.

Dort angekommen, wurde ein CTG geschrieben und mein Muttermund getastet. Es schien, als bewirkten meine Wehen noch nicht wirklich viel. Eine Hebamme kam mit einer Packung Zäpfchen herein und meinte zu mir: „Nehmen sie doch ein solches Zäpfchen. Es wird entscheiden, ob Sie es mit echten Geburtswehen zu tun haben oder nicht. Sind es echte Wehen, so werden sie dadurch stärker. Wenn nicht, dann wirkt es wie ein Schmerzmedikament, und sie können entspannt wieder nach Hause gehen.“ Obwohl ich noch keine wirklichen Schmerzen hatte, leuchtete mir die Erklärung der Hebamme ein. Ich nahm das Zäpfchen. Dass es sich dabei um Tramadol handelte, ein hochwirksames Opioid, sagte man mir nicht. Neben der schmerzstillenden Wirkung hemmt der Stoff auch die Wiederaufnahme von Serotonin und Noradrenalin im Gehirn, was bei mir ein ekstatisches Gefühl auslöste. Man schickte mich also ziemlich high auf einen Spaziergang, der die Wehen in Gang bringen sollte.

Der Spaziergang war in gewisser Weise schön. Ich fühlte mich wie auf Drogen: voll und ganz im Moment, mit intensivierter Sensorik. Ich genoss es, die

Hand meines Mannes in meiner zu spüren und den Wind im Haar wahrzunehmen. Immer wieder musste ich anhalten, um Wehen zu verschnaufen. Mein Mann fand mich lustig. Wir ahnten noch nicht, welche Odyssee gerade begonnen hatte.

Zurück im Krankenhaus, schickte man mich mit einem weiteren Zäpfchen Tramadol nach Hause, weil die Wehen noch immer nicht genug stark waren. Mein Mann legte sich zuhause noch einmal aufs Ohr. Ich selbst schlief nicht mehr, da die Wehen doch schon recht unangenehm waren. Wie von der Hebamme angeordnet, nahm ich das Tramadol gegen Mittag.

Eine halbe Stunde später überfuhren mich die Wehen wie ein Lastwagen. Ich weckte panisch vor Schmerz meinen Mann und befahl ihm, mich sofort zurück ins Spital zu bringen. Während ich im Auto die mittlerweile sehr schmerzhaften Wehen veratmete, fluchte ich immer wieder vor mich hin, dass ich jeden, der mich jetzt wieder nach Hause schicken wollte, einen Kopf kürzer machen würde.

Zurück im Spital, schickte man mich sofort ins Geburtszimmer.

Eine andere Hebamme betrat den Raum, im Schlepptau eine Kollegin, die noch lernte, und ertastete meinen Muttermund. Da er nach hinten verzogen war, konnte sie ihn nicht einfach erreichen und bat mich, mich auf meine geballten Fäuste zu setzen, damit sich das Becken mehr neigte. Nachdem sie den Muttermund endlich ertastet hatte, versuchte auch die Lernende ihr Glück – fünf Mal. Dann gab sie auf. Kurz daraufhin verabschiedeten sich die beiden und eröffneten mir, dass nun Schichtwechsel sei und ich eine neue Hebamme zugeteilt bekäme. Ich fühlte mich sehr ausgeliefert.

Mit der neuen Hebamme harmonierte ich aber gut. Sie rieb meinen Bauch mit Zimtöl ein, was die Wehen weiter anregte. Ich war nach wie vor high vom Tramadol und fand nicht zu mir. Der Schmerz übermannte mich, und ich bekam Angst. Die Hebamme schickte mich in die Badewanne und verließ den Raum. Nach ein paar Minuten wurden die Wehen in der Wanne so unglaublich überwältigend, dass ich panisch wurde und zu weinen begann. Ich flehte meinen Mann an, sofort die Hebamme zu holen, die mir ein stärkeres Medikament geben sollte. Ich war nicht imstande, meine eingeübten Atemübungen zu machen – ja, nicht einmal fähig, mich an sie zu erinnern.

Die Hebamme erlöste mich in gewisser Weise. Sie schloss mich an ein Schmerzmittel an, das ich mir per Infusionspumpe selbst verabreichen konnte. Das Medikament heißt Remifentanil und gehört ebenfalls zur Gruppe der Opiate. Es wird nur in wenigen Spitälern während der Geburt verwendet. Die Krankenhäuser bewerben dieses Medikament unter dem Namen „Happy Button“.

Doch der Button machte mich nicht happy. Vielmehr schoss mich das Opiat ins All. Von außen muss ich wie halbtot ausgesehen haben. Mein Mann klopfte mir immer wieder auf die Brust und sagte: „Nadja, vergiss nicht zu atmen. Hallo! Nadja, atmen!“ Ich bekam von alldem nichts mehr mit. Während mein Körper von sich aus jede Wehe meisterte, schoss mein Geist zwischen fernen Sternen hindurch, wanderte durch unbekannte Galaxien. Mein Bewusstsein war ausgeschaltet. Einmal sagte ich etwas zu meinem Mann, was mir wichtig erschien: „Wir dürfen nicht vergessen, den Fischern ihren Anker mitzubringen!“ Das Nächste, woran ich mich erinnere, ist, dass ich glaubte, zum Stuhlgang aufs Klo zu müssen. Das war etwa vier Stunden später.

Solange das Kind durch die Nabelschnur mit Sauerstoff versorgt wird, besteht für es durch das Medikament Remifentanil keine Gefahr. Wenn es aber abgenabelt ist, muss das Medikament abgebaut sein, sonst droht eine Atemdepression. Also wird der „Happy Button" etwa eine halbe Stunde vor der eigentlichen Geburt des Kindes abgeschaltet. Für mich bedeutete dies: ein Erwachen in die Presswehen. Ich wusste nicht, was mit mir geschehen war. Ich wusste nur, dass hier etwas gewaltig schiefgelaufen war. Dass ich noch vor Minuten in einer anderen Welt geschwebt hatte und nun von mir erwartet wurde, mein Kind durch meine Yoni zu pressen. Ich hatte irrsinnigen Pressdrang. Allerdings hatte ich kein Gespür mehr für mich oder meinen Körper. So presste ich wie eine Wahnsinnige auch neben den Wehen, immer noch komplett beduselt und im Schock.

Und dann war mein Kind da. Dass ich genäht wurde, merkte ich nicht mal mehr. Ich sah nur mein wunderschönes Kind an und war unendlich froh, dass ich es geschafft hatte.

Die ersten Wochen waren hart. Das Stillen war das Einzige, was gut klappte. Ansonsten war mein Sohn enorm unruhig, schlief schlecht, ließ sich kaum beruhigen, und ich war ein Schatten meiner selbst. Nach sechs Wochen – ich hatte noch immer Schmerzen im Dammbereich – stellte meine Gynäkologin fest, dass man mich im Spital falsch zusammengenäht hatte. Ich musste die Dammnaht also noch einmal öffnen und neu zunähen lassen. Ich weiß nicht mehr, wie ich die ersten sechs Monate überstand. Immer wieder dachte ich: „Das ist normal. Ein Baby zu haben, ist nun mal hart." Ich hatte eine immense Schlafstörung entwickelt, fand tagsüber nie und nachts nur noch stundenweise zur Ruhe, auch wenn mein Mann sich um unser Kind kümmerte. Heute weiß ich: Hätte ich eine Doula gehabt, hätte sie mich längst zur Aufarbeitung meiner Niederkunft geschickt.

Erst sechs Monate später und nach fünf schlaflosen Nächten in Folge ging ich zum Arzt. Dieser diagnostizierte bei mir eine Autoimmunkrankheit, einen Morbus Basedow, der sehr wahrscheinlich durch „ein stressiges Event" ausgelöst worden sei. Erst jetzt bekam ich Hilfe in Form von Medikamenten, die die Symptome behandeln sollten, sowie Psychotherapie. Mir wurde aber bald bewusst: Wenn ich wirklich heilen wollte, musste ich das ganzheitlich angehen. Mein inneres Selbst wusste, dass ich diese Heilung im Yoga finden würde. Dieser inneren Stimme folgte ich.

Und so schrieb ich mich wieder in einem Yogastudio ein und verschlang jedes Buch, das ich über Yoga und Meditation in die Finger bekam. So stolperte ich bald über Yoga-Nidra. Als ich das erste Mal bewusst Yoga-Nidra praktizierte, sank ich wieder in diesen wunderbaren Zustand – in diese Tiefe, in diesen inneren Raum –, in dem ich Monate zuvor einfach gewusst hatte, schwanger zu sein. Dieses Mal aber wusste ich, dass hier der Weg meiner Heilung begann.

Meine Krankheit verschwand nach einem Dreivierteljahr. Ärzte bezeichnen mich heute als schubfrei, ich selbst weiß aber, dass ich gesund bleibe, solange ich den Weg gehe, den mir diese innere Stimme weist.

Einzig die Schlafstörung hielt sich hartnäckiger, aber dank Yoga-Nidra konnte ich schlaflose Nächte so weit kompensieren, dass ich durchhielt. Auch mein Sohn schlief, bis er eineinhalb Jahre alt war, nicht mehr als drei Stunden am Stück.

Alles veränderte sich, als ich mit ihm gemeinsam zu einer Naturärztin ging. Sie unterstützte uns mit Craniosacral-Therapie und löste bei meinem Sohn das Geburtstrauma auf. Ich werde nie vergessen, wie wir in der Praxis auf einer Matratze am Boden saßen und die Ärztin meinem schreienden Sohn immer wieder sanft erklärte: „Deine Mama hätte sich auch eine andere Geburt gewünscht. Sie wäre gerne so für dich da gewesen, wie du es gebraucht hättest." Mein Kind schrie, wie ich es nie zuvor erlebt hatte. Es war ein verzweifeltes Schreien, ein Urschmerz, ein Verarbeiten in aller Tiefe. Ich weinte mit. Und wir heilten. Schon zwei Wochen später schlief er durch, und ich konnte meine Schlafmedikamente absetzen.

Alles in allem war diese Zeit die wohl härteste meines Lebens. Ich weiß heute, dass sehr viele dieser unglücklichen Umstände hätten vermieden werden können. Trotzdem bin ich für diese Erlebnisse dankbar, denn sie haben mich zu dem Menschen gemacht, der ich heute bin. Ohne mein Kind hätte ich kaum damit begonnen, mein Leben so tief zu hinterfragen und drastisch zu ändern. Mein Sohn war der Prozessbeschleuniger, der mich zu meiner wahren Bestimmung brachte. Ohne das Leid, das mich dazu zwang, eine neue Richtung einzuschlagen, wäre ich wohl kaum Doula geworden und hätte meinen Weg als Schülerin des Yoga verpasst. Ich bin dem Universum dafür dankbar, dass es mich an diesen Punkt geführt hat, an dem ich es mir zur Aufgabe machte, Frauen dabei zu unterstützen, eine selbstbestimmte und für sie richtige Geburt zu erleben – ohne Übergriffe, Angst und Leid.

Dein Baby und du habt den bestmöglichen Start verdient.

Was Angst und Stress in deinem Körper bewirken

Der Steinzeitmensch in uns

Welche Gefühle hast Du in Bezug auf die Geburt Deines Kindes? Oft ist da viel Freude, manchmal ein großer Batzen Sorge, sehr oft aber auch Angst. Angst vor dem Schmerz; Angst vor etwaigen Komplikationen; Angst davor, keine gute Mutter zu sein, sozusagen zur eigenen Mutter zu werden; oder Angst davor, wie sich das Kind auf das eigene Leben, auf die Beziehung und die Freundschaften auswirkt. Spätestens wenn die Geburt beginnt, werden viele Frauen, die zuvor keine Angst hatten, unsicher. Die wenigsten werdenden Mamas bleiben ruhig und auf sich selbst vertrauend, wenn sich die ersten intensiven Wehen bemerkbar machen. Denn wenn der Wehenschmerz erst mal da ist, dann folgt die Angst auf dem Fuße. Angst davor, dem Schmerz nichts entgegenhalten zu können. Angst, dass der Schmerz noch intensiver wird. Angst davor, es nicht zu schaffen. Angst vor der Angst.

Meine Erfahrung lehrt mich, dass die einzige Strategie, nicht von dieser Angst ergriffen zu werden, aus einer guten Vorbereitung besteht, die eben nicht ausklammert, wie genau man mit der Angst umgehen und – ich greife vor – das Nervensystem beruhigen kann. Keine Sorge also: In diesem Buch lege ich besonderen Wert darauf, dass du verstehst, was Angst in deinem Körper auslösen kann, und wie du ihr begegnest.

Angst hat eine wichtige Aufgabe: Sie hat eine Alarmfunktion und teilt uns mit, dass etwas nicht stimmt und dass wir die Situation, in der wir uns befinden, verändern sollten. Die Angst will uns beschützen – wir sollten sie deshalb nicht als negative Emotion bewerten. Sie will unser Überleben sichern und ergreift uns nicht nur psychisch, sondern immer auch körperlich. So auch während der Geburt. Allerdings ist der Schmerz während der Geburt der einzige Schmerz, der im eigentlichen Sinne kein Alarmzeichen ist. Der Geburtsschmerz signalisiert nicht: „Achtung, da ist etwas total falsch", sondern eher: „Da geschieht etwas sehr Unübliches, auf das du deine gesamte Aufmerksamkeit richten solltest!"

Der Geburtsschmerz

Die Aufgabe von Schmerz ist es, den Körper vor Schaden zu bewahren, in dem er ihn in einen Zustand versetzt, in dem er sofort handelt. Denk an das klassische Beispiel, in dem ein Kind die Hand auf die heiße Herdplatte legt: Sofort und instinktiv zieht es die Hand zurück. Der Schmerz bewahrt das Kind vor schlimmeren Verbrennungen. Schmerz macht also aktiv.

Während der Geburt »handelt« der Schmerz ganz ähnlich: Er zwingt die Gebärende, ihre volle Konzentration auf das Geburtsgeschehen und den eigenen Körper zu richten. Die gebärende Frau nimmt die Veränderungen im Körper so besser wahr und handelt instinktiv. Wenn ich mit Frauen im Geburtszimmer bin, fällt mir jedes Mal auf, wie intuitiv ihre Bewegungen sind. Sie wissen immer ganz genau, welche Positionen für sie aushaltbar sind und welche zu größeren Schmerzen führen. Laut der Hebamme Verena Schmid schützt sich so nicht nur

die Mutter selbst vor Schäden am Becken, am Muttermund und am Beckenboden, sondern bewahrt eben auch ihr Kind vor Fehleinstellungen und übermäßigem Druck auf den Kopf (Verena Schmid: *Der Geburtsschmerz*, S. 25).
Der Schmerz schützt so Mutter und Kind vor schlimmeren Szenarien und das Kind vor zu vielen eigenen Schmerzen. Er hat aber noch eine wunderbare dritte Funktion: Er bewirkt die Ausschüttung von Endorphinen, die wiederum eine schmerzstillende Wirkung haben.

Ich finde es ungemein wichtig, sich der Funktion des Schmerzes bewusst zu werden und dadurch dem Geburtsschmerz eine Existenzberechtigung einzuräumen. Geburtsvorbereitende Methoden, die mit Schmerzfreiheit werben, übersehen eine wertvolle körpereigene Ressource. Mein Ziel ist es, dir den Schmerz als Freund näherzubringen und dir einen Umgang damit aufzuzeigen, der dich tatsächlich in einen Zustand versetzen kann, in dem du den Schmerz als weniger übermächtig, vielleicht sogar als gering wahrnimmst, und stattdessen eine Trance erreichst. Dafür ist es aber relevant, dass ich dir nicht verspreche, dass du schmerzfrei gebären wirst, sondern dich auf den Mehrwert des Schmerzes hinweise. Erst dann wirst du dich auf ihn einlassen können. Erst dann wirst du keine Angst mehr vor dem Schmerz haben. Und Angstfreiheit ist der Schlüssel!

Denk einmal zurück an eine Situation, in der du dich erschreckt hast oder in der du Angst hattest. Wie fühlte sich diese Angst im Körper an? Wo genau spürst du diese Angst? Die meisten Menschen bemerken, dass sich der Körper anspannt und der Muskeltonus sich intensiviert. Die Atmung geht schneller, das Herz schlägt bis zum Hals. Weitere Symptome können Unruhe, Zittern oder Schwitzen sein. Die Verdauung und die Fortpflanzungsorgane arbeiten kaum mehr. Diese Reaktionen des Körpers sind dann ungemein wichtig, wenn die Gefahr real ist, vor der uns die Angst schützen will. Angenommen, du stehst einem Wolf gegenüber, der dich anzufallen droht: Hier ist es natürlich sinnvoll, dass dein Körper reagiert! Dank des gesteigerten Muskeltonus, deiner erhöhten Konzentration und der höheren Sauerstoffkonzentration im Blut bist du bereit, vor dem Wolf wegzurennen oder nötigenfalls gegen ihn zu kämpfen. Dein Körper geht in den »Flucht-oder-Kampf«-Modus.

Funktionsweise der Gebärmutter

Was genau geschieht aber im Körper während der Geburt, und was bewirkt Angst in dieser Situation? Um das zu verstehen, müssen wir nachvollziehen, wie das Wunderwerk Gebärmutter arbeitet. Das weibliche Geschlechtsorgan, die Gebärmutter – oder lateinisch der Uterus – ist ein Hohlmuskel mit birnenähnlicher Form, in der die befruchtete Eizelle vor der Geburt zu einem Embryo beziehungsweise Fötus heranreift. Während der Schwangerschaft dehnt sie sich stark aus und wächst. Ihre Muskelzellen werden länger und dicker. Kein anderes Körperteil ist in der Lage, sich derart zu vergrößern. Kurz vor der Geburt wiegt dieses Organ allein etwa ein halbes Kilo.

Am Wandaufbau der Gebärmutter sind drei Schichten beteiligt: Die äußere Schicht besteht aus längslaufenden – also von oben nach unten verlaufenden – Muskelfasern. In der Mitte befindet sich eine dicke Schicht aus glatter Muskulatur, die mit vielen Blutgefäßen verbunden ist. Die innerste Muskulatur verläuft ringförmig und ist quer angeordnet, sie wird von der Gebärmutterschleimhaut ausgekleidet.

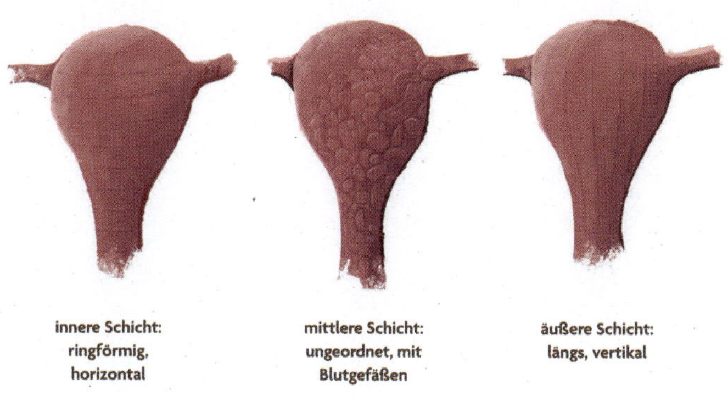

Bei der Geburt arbeiten die verschiedenen Muskelschichten zusammen und öffnen so den Muttermund.

Treibende Geburtskraft sind die Kontraktionen der Gebärmuttermuskulatur, die Wehen. Sie drücken das Kind nach unten. Während der Wehentätigkeit müssen sich die unteren Muskeln verkürzen und entspannen, damit sich der Muttermund öffnet und das Baby hindurchgleiten kann.

Wie genau dies geschieht, siehst du am besten, wenn du ein kleines Experiment machst. Du brauchst dazu einen Luftballon und einen Pingpong-Ball. Zunächst solltest du den Pingpong-Ball in den Ballon bekommen. Bitte jemanden um Hilfe, den Ballon aufzudehnen, damit du den Ball hineinzwängen kannst.

Nun blas den Ballon etwas auf und lass den Pingpong-Ball die Öffnung nach unten verstopfen, sodass die Luft nicht entweicht. Der Ballon ist deine Gebärmutter, der Pingpong-Ball ist dein Baby.

Jetzt drückst du mit den Händen den Ballon oben rhythmisch zusammen. Du wirst schnell merken, dass sich der Muttermund, also die untere Öffnung

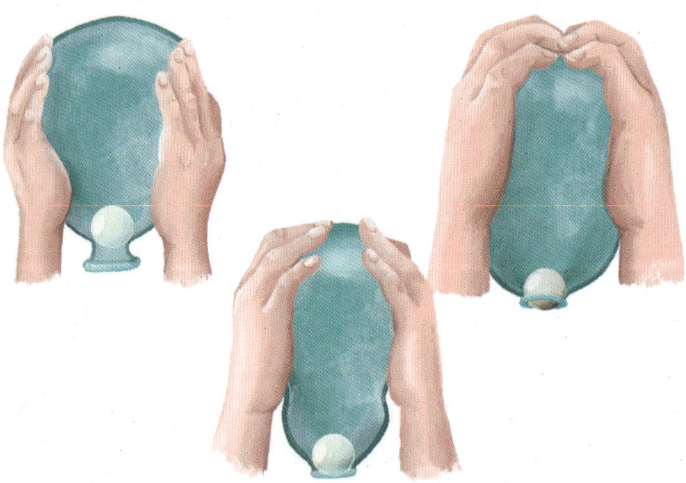

Das Ballon-Experiment veranschaulicht, dass die Kontraktionen der längslaufenden Muskelschichten den Muttermund zuerst verkürzen und dann öffnen.

des Ballons, verschmälert und verkürzt. Mach so weiter. Erst wenn der Muttermund ganz verkürzt ist, wird der Verschluss – also der Muttermund – sich öffnen. Wie bei der echten Geburt musst du nun weitermachen, bis sich der Muttermund ganz geöffnet hat und dein Baby geboren werden kann.

Dieses Experiment zeigt sehr gut, durch welchen Prozess sich die Gebärmutter öffnen muss. Dass die verschiedenen Muskelschichten optimal zusammenarbeiten, bewirkt also, dass sich der Muttermund verkürzt und dann öffnet. Doch genau dieser Prozess kann gestört werden, wenn die Gebärende in Unruhe gerät oder Angst bekommt. Schuld ist das Nervensystem unseres Körpers.

Wie Angst den Geburtsprozess beeinflusst

Das Nervensystem besteht aus dem Gehirn, dem Rückenmark und allen anderen Nervenzellen und Nervenbahnen des Körpers. Dabei kann man zwei Teilsysteme unterscheiden: Das somatische oder willkürliche Nervensystem, und das autonome, also unwillkürliche Nervensystem. Wenn du noch einmal an das Kind denkst, dass die Hand von der heißen Herdplatte wegzieht, wird schnell klar, dass diese Reaktion vollkommen unwillkürlich geschieht. Das autonome Nervensystem wird also in Situationen aktiv, in denen der Körper uns vor Schmerz schützen will.

Das autonome Nervensystem arbeitet weitgehend ohne Beeinflussung durch den Willen oder das Bewusstsein. Es dient der „automatischen" Steuerung lebenswichtiger Funktionen, wie beispielsweise Kreislauf, Atmung, Stoffwechsel, Verdauung, Hormon- und Wasserhaushalt und teilweise auch der Sexualfunktionen. Du musst nach einem üppigen Mahl nicht daran denken, zu verdauen. Dein Körper leitet diesen Prozess ganz von selbst ein. Und auch dein Herz schlägt, egal ob du schläfst oder wach bist.

Das autonome Nervensystem kann noch einmal in zwei Teile unterschieden werden: In den Parasympathikus und den Sympathikus. Bis vor Kurzem ging man davon aus, dass der Parasympathikus für alle Prozesse verantwortlich ist, die der Körper in einem entspannten Zustand durchläuft, und dass der Sympathikus als Gegenspieler fungiert und somit den Körper in einen angespannten, ja gestressten Zustand versetzt. Die neuere Polyvagal-Theorie nach Prof. Dr. Stephen W. Porges geht allerdings davon aus, dass das autonome Nervensystem auf drei verschiedene Arten auf äußere Reize reagieren kann. Porges differenziert das parasympathische System noch einmal und liefert eine deutlich bessere Erklärung dafür, wieso es während der Geburt oft zu einem Geburtsstillstand kommt.

Aber der Reihe nach.

Das autonome Nervensystem

Die primäre Aufgabe des autonomen Nervensystems ist es, uns am Leben zu halten. Diese Fähigkeit ist evolutionsbiologisch schon uralt. Wenn unsere Vorfahren auf Nahrungssuche durch die Wälder streiften, musste der Körper die Umgebung automatisch und unbewusst auf Gefahren »abscannen« und bei jedem Objekt entscheiden, ob davon eine Bedrohung ausgeht oder nicht. Das Nervensystem stellt in jedem Moment die Frage: »Bin ich sicher?«

Die Polyvagal-Theorie bezeichnet dieses automatisierte und unbewusste »Scannen« als *Neurozeption,* die der physischen Wahrnehmung durch die Sinnesorgane (die *Perzeption*) vorausgeht. Auch heute überprüft unser Nervensystem die Umwelt noch auf potenzielle Gefahren und reagiert, indem es die automatisierten Abläufe unseres Körpers beeinflusst.

Hast du schon mal ein richtig schlechtes Bauchgefühl bei einer Person bekommen, die du eben erst kennengelernt hast? Deine Neurozeption hat vermutlich im Körper Alarm geschlagen! Genauso fühlen wir uns zu anderen Menschen hingezogen und können nicht recht erklären, wieso. Die Neurozeption beeinflusst unser Empfinden und Verhalten also augenblicklich und unwillentlich. Das autonome Nervensystem bestimmt unseren Umgang und unsere Reaktion auf Gefahr, es sorgt aber auch dafür, dass wir uns wohlig entspannen oder uns mit anderen Menschen verbunden fühlen.

Wie sicher und wie geborgen wir uns fühlen, hat darum einen maßgebenden Effekt darauf, ob wir den Körper entspannen können, ob wir entsprechend loslassen und somit gut gebären können. Es spielt deshalb eine große Rolle, wo du gebierst.

Der Sympathikus

Der Sympathikus oder das sympathische Nervensystem wird immer dann aktiviert, wenn unsere Neurozeption dem Körper meldet: „Sei auf der Hut! Hier könnte etwas faul sein!“ Wenn das sympathische Nervensystem aktiviert ist, wird der Körper in erhöhte Leistungsbereitschaft versetzt. Es werden dann alle Reaktionen in Bewegung gebracht, die uns schnell handlungsfähig machen und mit deren Hilfe unsere Urahnen eben vor dem Säbelzahntiger flüchten konnten. In diesem Zustand schlägt unser Herz schneller, wir atmen flacher und rascher, der Muskeltonus nimmt zu, die Pupillen weiten sich, und die Verdauung wird gestoppt. Auch das Hören verändert sich. Wir nehmen dann vermehrt niedrige und hohe Frequenzen wahr, um Schmerzensschreie und knurrende Tiere besser hören zu können. Kurzum: Der Körper wechselt in den »Kampf-oder-Flucht«-Modus.

Auf die Geburt hat die Aktivierung des sympathischen Nervensystems wenig wünschenswerte Auswirkungen: Das hochaktivierte Nervensystem veranlasst nun alle Blutgefäße, die nicht für die Verteidigung benötigt werden, sich zusammenzuziehen. Da die Gebärmutter weder im Kampf- noch im Fluchtmodus gebraucht wird, werden nun die ringförmigen und querverlaufenden Muskeln in der Gebärmutter nicht mehr mit ausreichend Sauerstoff und Blut versorgt und ziehen sich zusammen. Der Gebärmutterhals bleibt verschlossen. Die längslaufenden Muskelzellen aber arbeiten weiter und reiben sich an der querlaufenden Muskelschicht. Diese Reibung führt zu Schmerz. Und dieser Schmerz wird nicht besser davon, dass der Kopf des Kindes immer wieder gegen den Muttermund gedrückt wird. Es entsteht noch mehr Schmerz.

Angst-Spannung-Schmerz-Kreislauf

Wenn der Körper mit immer mehr Schmerz konfrontiert wird, nimmt auch die Angst zu. Mehr Angst lässt den Körper weitere Stresshormone ausschütten, was zu noch mehr Spannung in den Geburtsorganen und in der Folge zu noch mehr Schmerz führt. Ein Teufelskreis – der Angst-Spannung-Schmerz-Kreislauf – ist in Gang gekommen.

Das aktive dorsale Vagussystem

Der Muttermund bleibt also verschlossen, und trotzdem werden die Wehen schmerzhafter. Vermutlich gerät auch das Kind nun in Stress, was sich über die Herztöne bemerkbar macht. Spätestens jetzt verkündet das vegetative Nervensystem: »Alarmstufe rot«. Die Neurozeption gibt das Signal an den Körper weiter, dass große Gefahr besteht, aber gleichzeitig kein Entrinnen möglich ist – denn weder Flucht noch Kampf sind möglich. Der Schmerz nimmt zu.

Viele Frauen kommen hier an den Punkt, an dem sie den Schmerz als nicht mehr bewältigtbar wahrnehmen. Was bleibt?

Erstarren!

Dieses Verhalten kennen wir von Reptilien, die in Gefahrensituationen erstarren und »sich tot stellen«. Das klingt allerdings nach aktiver Handlung, und ebendas ist diese Reaktion keinesfalls: Auch hier agiert das autonome Nervensystem komplett automatisch. Man kann es nicht beeinflussen. Dies ist auch der Grund, warum sich Menschen, die eine traumatische Situation erleben, oft nicht so verhalten, wie wir es von ihnen erwarten würden. Statt sich zu wehren oder wegzurennen, erstarren sie und dissoziieren. Es kommt zum ultimativen Shutdown, in dem sich der Geist der Situation entzieht, in der Hoffnung, eine Überlebenschance zu haben und psychisch weniger beschadet aus der Situation herauszukommen.

Wenn sich also eine gebärende Frau in ihrer Angst zu verstricken beginnt und der Schmerz immer größer wird, reagiert das autonome Nervensystem irgendwann, indem es die Körperfunktionen »herunterfährt«. Es kommt zum Geburtsstillstand.

Diese Reaktion ist auch im Tierreich verbreitet. Wenn ein Reh im Wald gebiert und einen vorbeigehenden Fußgänger wittert, hört die Geburt wie von Zauberhand auf. Das Tier flüchtet – oder erstarrt, je nach Bedrohungsgrad –, und die Geburt geht erst dann weiter, wenn es sich wieder sicher fühlt. Und erst in diesem Zustand der Geborgenheit und der absoluten Sicherheit wird im Körper der ventrale Vagus stimuliert, der eine einfache Geburt ermöglicht.

Der aktive ventrale Vagus

Wie fühlt sich dein Körper an, wenn du richtig entspannt bist? Locker. Frei. Gelöst. Als Yogalehrerin freue ich mich jeweils über die vielen Geräusche aus den Bäuchen meiner Teilnehmer in *Shavasana*. Dass die Verdauung arbeitet, verrät mir nämlich, dass das Nervensystem entspannt und der Parasympathikus – noch spezifischer: der ventrale Vagus – aktiviert ist.

Eine Aktivierung des ventralen Vagus hat zur Folge, dass das System gewissermaßen »auf Grün« umschaltet. Die Kontraktionskraft des Herzens nimmt ab, der Puls verlangsamt sich. Der Magen-Darm-Trakt beginnt seine Arbeit aufzunehmen, was man oft an seinem Grummeln hören kann. Die Bronchien und die Pupillen verengen sich. Besonders wichtig im Hinblick auf die Geburt ist, dass die Gebärmutter und die Plazenta nun wieder ausreichend durchblutet und mit Sauerstoff versorgt werden. Aber nicht nur die eigenen Geburtsorgane werden wieder mit wichtigen Ressourcen versorgt, sondern eben auch das Kind. Und das ist wichtig, denn gerade nach stressigen Situationen während der Geburt kann sich das Baby so wieder stabilisieren.

Du hast schon gelesen, dass Schmerz Endorphine ausschüttet, also dieses körpereigene Schmerzmittel. Es ist aber auch eine Folge der Aktivierung des zentralen Vagus. Endorphine sind Teil des körpereigenen Opioidsystems und haben eine schmerzunterdrückende Wirkung. Sie können dich in eine Art Rauschzustand versetzen.

Wie du gesehen hast, ist es von großem Vorteil für deinen Körper, aber eben auch für dein subjektives Geburtserleben, wenn dein Nervensystem lernt, auch während der Geburt – einer Ausnahmesituation – ruhig zu bleiben und den zentralen Vagus zu aktivieren. Mir ist bewusst, dass das Nervensystem sehr komplex ist. Obschon ich die Abläufe stark vereinfacht habe, kannst du dir der Einfachheit halber ein Ampelsystem vorstellen: Dein Nervensystem »scannt« deine Umgebung und beurteilt, wie sicher du bist:

- **Grüner Bereich:** Du fühlst dich sicher und geborgen und daher in der Lage, loszulassen. Du kommst mit deiner Umgebung in Kontakt. Du bist fähig, Stimmen deutlich zu hören und Mimik richtig zu deuten. Dein Körper schüttet Endorphine aus, die schmerzstillend wirken. Die Gebärmutter und die Plazenta werden gut durchblutet, und auch dein Kind wird ausreichend mit Sauerstoff versorgt. Der Muttermund öffnet sich leicht, und die Geburt schreitet gut voran.

- **Orangefarbener Bereich:** Dein Körper wittert Gefahr und wechselt deshalb in den »Flucht-oder-Kampf«-Modus. Du fühlst dich unruhig und wachsam – oft tritt auch Angst auf. Der Körper reagiert mit der Ausschüttung

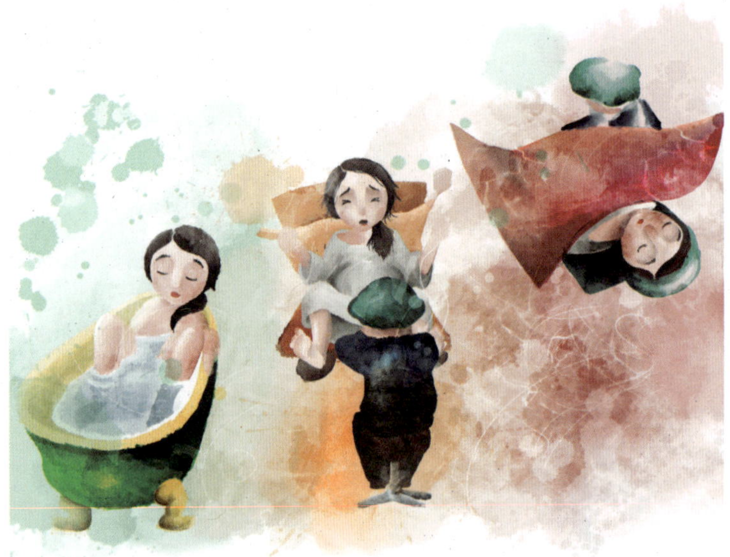

Polyvagal- Ampel, angepasst auf die Geburt:

Grüner Bereich:
Du fühlst dich sicher und geborgen und bist deshalb fähig, loszulassen. Du kommst mit deiner Umgebung in Kontakt und bist fähig, Stimmen deutlich zu hören und Mimik richtig zu deuten. Dein Körper schüttet Endorphine aus, die schmerzstillend wirken.

Orangefarbener Bereich:
Dein Körper wittert Gefahr und wechselt deshalb in den „Kampf oder Flucht"-Modus. Du fühlst dich unruhig und wachsam – oft tritt auch Angst auf. Der Körper reagiert mit der Ausschüttung von Stresshormonen und beschleunigt den Herzschlag und die Atmung. Die Geburtsorgane werden nicht mehr so gut durchblutet, und die verschiedenen Gebärmutter-Muskeln reiben aneinander, der Muttermund öffnet sich langsamer und weniger leicht, was schmerzhaft ist.

Roter Bereich:
Der Körper „friert ein", und du bekommst nur noch sehr wenig davon mit, was um dich herum geschieht. Das Hörvermögen verändert sich, und Gesichter werden kaum mehr erkannt. Hier kann das Gefühl auftreten, nicht mehr im eigenen Körper zu sein. Du fühlst dich wie betäubt. Die Geburt kommt oft zum Stillstand.

von Stresshormonen und beschleunigt den Herzschlag und die Atmung. Die Geburtsorgane werden nicht mehr so gut durchblutet, und die verschiedenen Gebärmuttermuskeln reiben aneinander. Der Muttermund öffnet sich langsamer und weniger leicht, was schmerzhaft ist.

- **Roter Bereich:** Der Körper erstarrt. Du bekommst nur noch sehr wenig davon mit, was um dich herum geschieht. Das Hörvermögen verändert sich, und Gesichter werden kaum mehr erkannt. Das Gefühl, nicht mehr im eigenen Körper zu sein, kann auftreten. Du fühlst dich betäubt. Die Geburt kommt oft zum Stillstand.

Wie schaffen wir es also, während der Geburt im grünen Bereich zu bleiben oder immer wieder dorthin zurückzufinden?

Der Hauptnerv des autonomen Nervensystems ist der Vagusnerv. Er schickt vom Gehirn Signale an die verschiedenen Organe und Muskeln im Körper. So reagiert er blitzschnell auf äußere Reize und aktiviert beispielsweise das Herz, das dann schneller schlägt. Gleichzeitig führt der Vagus auch in die andere Richtung: von den Organen zurück zum Gehirn.

Wenn wir beispielsweise gezielt langsam und tief atmen, so als wären wir tiefenentspannt, schickt unsere Lunge über den Vagus Signale zum Gehirn, die ihm mitteilen, dass der Körper entspannt ist und keine Gefahr droht. Das Hirn wiederum schickt dann Signale an den ganzen Körper und stellt das System auf »Grün« um. Der ganze Körper stellt sich auf Entspannung ein. Aber nicht nur durch die richtige Atemtechnik kann dies erreicht werden, sondern eben auch durch gezielte Entspannung. Die Geburt kann so maßgeblich verkürzt und als weniger schmerzhaft empfunden werden. Vor allem aber kann die Gebärende die Erfahrung machen, mit wenigen Instrumenten und eigenen Ressourcen auf den eigenen Körper einwirken und mit dem Schmerz umgehen zu können. Die Frau gebiert nicht nur angenehmer, sondern mit Verantwortung und aus eigener Kraft.

Frederick Leboyer hat diese Weisheit im Gespräch mit einem der bedeutendsten Yogis der neueren Geschichte, B.K.S. Iyengar, auf den Punkt gebracht (aus: Frederick Leboyer: *Inner Beauty, Inner Light: Yoga for pregnant Women*):

- *But ... how can it be? What is the trick?*
- *It is no trick.*
- *Of course. How could I say »trick«? There is something so serious, so profound. Something that comes from the very depth of being. Here is inner beauty, inner light. Yes, this glow that shines and radiates, this silence ... This self-assured, this commanding silence that flows so peacefully ... But what is the secret then?*
- *Nothing but hard work.*
- *Hard work!*
- *Hard work. At least in the beginning.*
- *I don't understand.*
- *The secret is simple. Its name is relaxation.*
- *Relaxation! Is that all there is to it? Nothing more?*

- Nothing less.

- I can't believe it. And hard work, did you say? Isn't that a contradiction? How can relaxation result from effort? Besides, relaxing is so natural, so easy.

- Natural? Yes. Easy? No! Relaxing is a very difficult business. Something you have to learn.

- To learn! Can you »learn« innocence?

- No. You're right. Let me say then, something you have to recapture.

- Is that it?

- You have to see what is in your way. What prevents you. You have to see the hindrances, the knots, and then let go.

- I begin to see.

- But, then, it is quite easy to relax on the beach, let us say, with the sun shining, the breeze blowing gently, and a cold drink close at hand. It's more difficult when you're suddenly face to face with a tiger. Facing a tiger in an open, relaxed way is an art.

- An art? A miracle! And what is the name of this art?

- Yoga.

Übersetzung (von N. B.):

- Aber … wie kann das sein? Was ist der Trick?

- Es ist kein Trick.

- Ja, natürlich. Wie könnte ich »Trick« sagen? Da ist etwas so Ernstes, so Tiefgründiges. Etwas, das aus der Tiefe des Seins kommt. Hier ist inne-

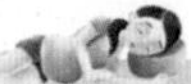

re Schönheit, inneres Licht. Ja, dieses Leuchten, das leuchtet und strahlt, diese Stille ... Diese selbstsichere, diese gebieterische Stille, die so friedlich fließt ... Aber was ist dann das Geheimnis?

- Nichts als harte Arbeit.
- Harte Arbeit!
- Harte Arbeit. Zumindest am Anfang.
- Ich verstehe nicht ganz.
- Das Geheimnis ist einfach. Es heißt: Entspannung.
- Entspannung! Ist das alles, was es dazu gibt? Nicht mehr?
- Nicht weniger.
- Ich kann es nicht glauben. Und harte Arbeit, sagten Sie? Ist das nicht ein Widerspruch? Wie kann Entspannung aus Anstrengung resultieren? Außerdem ist Entspannung so natürlich, so einfach.
- Natürlich? Ja. Leicht? Nein! Sich zu entspannen ist eine sehr schwierige Angelegenheit. Etwas, das man lernen muss.
- Lernen! Kann man Unschuld »lernen«?
- Nein. Sie haben recht. Ich will damit sagen, etwas, das man sich wieder aneignen muss.
- Ist es das?
- Sie müssen erkennen, was Ihnen im Weg steht. Was Sie behindert. Sie müssen die Hindernisse sehen, die Knoten, und dann loslassen.
- Langsam begreife ich, was Sie meinen.
- Aber es ist doch ganz einfach, sich am Strand zu entspannen – sagen wir, wenn die Sonne scheint, die Brise sanft weht und ein kühles Getränk neben

Ihnen steht. Schwieriger ist es, wenn man plötzlich einem Tiger gegenübersteht. Einem Tiger offen und entspannt zu begegnen, ist eine Kunst.

- Eine Kunst? Ein Wunder! Und wie heißt diese Kunst?

- Yoga.

Den Schmerz willkommen heißen

Vor einiger Zeit nahm ich mir eine Auszeit im Süden der Schweiz. Im Tessin wollte ich zehn Tage ohne Mann und Kind zur Ruhe kommen. Und wie das so ist, wenn man sich Raum schafft, kommen eben dann die unterdrückten Gefühle hoch. So kullerten schon bei der Anreise viele Tränen, während malerische Seen und Bergkulissen an mir vorbeizogen.

Als ich in der Herberge ankam, spürte ich einen leichten Kopfschmerz. Doch ich beachtete ihn nicht. In der ersten Nacht meines Retreats begann sich der Schmerz in eine ausgewachsene Migräne zu verwandeln. Ich erwachte um drei Uhr morgens mit den heftigsten Kopfschmerzen, die ich jemals gehabt hatte. Ich stolperte schlaftrunken zu meinem Necessaire und begann nach einem Schmerzmittel zu suchen. Natürlich hatte ich keine Medikamente eingepackt! Nun begann sich Panik breitzumachen. Im Nebel meiner Schmerzen suchte ich jedes Gepäckstück und jede Hosentasche nach einer Tablette ab. Nichts. Ich bekam Angst. Wie sollte ich diesen Schmerz überleben?

Panisch überlegte ich mir, wie ich frühmorgens um 3 Uhr in der Tessiner Pampa an ein Medikament kommen könnte. Ich hatte mein Mobiltelefon abgegeben. Es gab niemanden, den ich hätte fragen können. Da fiel mir der Medizinschrank im Untergeschoss ein, den die freundliche Frau von der Hauswirtschaft erwähnt hatte. Es dauerte eine unendlich lange Weile, bis ich den Schrank gefunden hatte. Hoffnungsvoll öffnete ich ihn – ich bemerkte, wie der Schmerz etwas nachließ. So schnell ich konnte, suchte ich in dem Schrank nach Schmerzmedikamenten. Doch ich fand nur Verbandsmaterial, Pflaster, Desinfektionsmittel ... Die Panik stieg erneut in mir auf. Was, wenn ich keine Medikamente finden würde? Der Schmerz nahm mir wieder den Atem. Ich meinte, jeden Moment ohnmächtig zu werden. Ich musste einsehen, heute Nacht keine Medikamente mehr zu finden. Je mehr ich dies erkannte, desto mehr wuchs meine Angst. Und desto schlimmer wurde der Schmerz.

Zurück in meinem Zimmer, versuchte ich den Schmerz wegzumeditieren. Ich konzentrierte mich auf meine Atmung, in der Hoffnung, mich so vom Schmerz abzulenken. Doch diese Migräne war derart heftig, dass ich mich immer nur auf drei oder vier Atemzüge konzentrieren konnte und mein Geist dann sofort wieder zurück zum Schmerz sprang, der gegen meinen Schädel hämmerte. Ich wollte schreien.

Und dann kam mir eine andere Idee. Was predigte ich in meinen Geburtsvorbereitungskursen und flüsterte es den gebärenden Frauen zu, die ich als Doula unterstützte? *»Der Schmerz ist dein Freund. Bekämpf ihn nicht. Gib dich hin.«* Ich fasste den Entschluss, mich nicht länger gegen den Schmerz zu wehren. Und ihn vollkommen zu akzeptieren. Zunächst fiel mir das nicht leicht, denn ich hatte das Gefühl, vollkommen von den düsteren Schwaden dieses Schmerzes verschluckt zu werden. Ich wusste, dass ich die Kontrolle abgeben und den

Schmerz komplett akzeptieren musste. Ich musste ihm erlauben, so groß zu werden, wie er wollte. Mich vollkommen dem Schmerz hingeben.

Plötzlich bemerkte ich, dass der Schmerz nachließ. Fast augenblicklich wurde etwas in mir warm, und die Schmerzschwaden begannen sich zu klären. Da war plötzlich diese innere Stille, wie ich sie aus der Meditation kannte. Ich nahm Atemzug um Atemzug, bis mich die Müdigkeit übermannte und ich in heilsamen Schlaf versank.

Die Kopfschmerzen waren am nächsten Tag nicht vollkommen verschwunden, aber deutlich weniger und ohne Medikamente vollkommen aushaltbar.

Angst ist der Hauptbestandteil von Schmerz. Dass Schmerz so schlimm sein kann, hat hauptsächlich mit unserem Geist zu tun, der sich Horrorszenarien ausmalt oder eben Angst produziert. Das zeigt auch eine Untersuchung mit schwangeren Frauen aus Holland und den USA. Alle Frauen wurden vor der Niederkunft befragt, wie sie die Intensität des Wehenschmerzes einschätzten und ob sie davon ausgingen, Schmerzmedikamente zu benötigen. Der Anteil der Amerikanerinnen, die von sehr heftigem Schmerz ausgingen, war deutlich höher als bei den Holländerinnen. Nach den Geburten wurden dieselben Frauen erneut befragt. Und tatsächlich benötigten die Amerikanerinnen, die heftigen Schmerz erwartet hatten, deutlich mehr Schmerzmedikamente. Viele der Holländerinnen, die von auszuhaltendem Schmerz ausgegangen waren, erlebten ihn auch als aushaltbar.

Der Yoga gibt uns nicht nur praktische Übungen an die Hand, sondern auch philosophische Konzepte, die es sich diesbezüglich anzuschauen lohnt. Patanjali, der Verfasser des Yoga-Sutras, beschreibt darin die Ursachen des Leidens (*kleshas*) und identifiziert sie als Wollen (*raga*), Nicht-Wollen oder Aversion (*dvesha*), dem Anhaften am Leben (*abhinivesha*) und dem übergeordneten Grund, der Unwissenheit (*avidya*). In Bezug auf den Umgang mit dem Geburtsschmerz ist vor allem der Aspekt des Ablehnens wichtig.

Dvesha ist Sanskrit und bedeutet, frei übersetzt: Aversion. Wir Menschen möchten an angenehmen Erlebnissen und Erfahrungen festhalten und lehnen Unangenehmes ab. Wir wollen immerzu Gutes, Schönes und Angenehmes. Allerdings ist nur das gewünschte Ziel wirklich angenehm (die Schmerzfreiheit), das Verlangen nach diesem Ziel aber nicht (in diesem Falle das Nicht-Wollen des Schmerzes, *dvesha*). Wir leiden, weil wir den Moment nicht akzeptieren können, wie er ist. Denn dieses Nicht-Akzeptieren des Moments führt zu Spannung.

Spannung führt also längerfristig zu Leid. Diese Regel lässt sich auf den Körper anwenden, wenn wir sehen, wie sich die Gebärmutter verspannt. Aber auch unser Geist funktioniert so: Jegliches Streben nach einem anderen Umstand, Streben nach weniger Schmerz und mehr Komfort, verursacht Spannung.

Während der Schwangerschaft kann man den Umgang mit diesem Gefühl des Ablehnens üben:

1. Beobachte dich im Alltag und versuch dich dabei zu ertappen, wie du etwas haben oder loswerden willst. Vielleicht ist es die Lust auf etwas Süßes, oder ein Schmerz im Rücken. Du kannst mit ganz einfachen Dingen beginnen. Bemerke dein Leid, also dieses Nicht-Habenwollen oder Habenwollen. Werde dir ganz bewusst darüber, was gerade in deinem Geist geschieht.

2. Versuch dein Leid anzunehmen. Akzeptiere, dass die Situation so ist, wie sie ist, und öffne dich ganz dafür.
3. Spür, was dieses Leid in deinem Körper auslöst. Verspannt sich etwas? Wo genau spürst du das Leid?
4. Entscheide dich bewusst, das Leid nun sein zu lassen, im Wissen, dass nichts so bleibt und sich alles verändert.
5. Lass dann vollkommen los. Loslassen ist passiv. Das bedeutet, dass du keine Gedanken und Gefühle mehr erzeugen solltest, die im Zusammenhang mit dem Leid stehen. Lass es einfach los. Keine Sorge, es ist am Anfang nicht leicht. Aber je öfter du übst, desto leichter wird es dir fallen.
6. Wende dich dem neuen Moment zu.

Diese Übung hilft dir dabei, dich während der Geburt auf den Schmerz einzulassen. Denn auch hier gilt die Regel: Widerstand erzeugt Spannung. Spannung erzeugt Schmerz und Leid. Auch an dieser Stelle möchte ich einen Auszug aus dem oben genannten Buch von F. Leboyer mit dir teilen:

- Pain is there?
- Yes.
- Where is it actually? What is it really?
- It is … tension. Oh …
- Then, what to do?

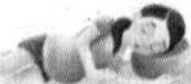

- Fight tension with tension?

- This is what we ordinary do.

- But fighting back is always wrong.

- Fight tension with tension?

- No!

- Let me accept. Let me open to the pain.

- Yes. Pain is there simply because something in me is still trying to refuse it.

- Let me open to it. Let me accept it totally.

- Let there be nothing but pain.

- Then a miracle happens.

- Opening … opening …

- A deep, immense breath overtakes you like a wave,

- It runs all through your body and makes you full as you have never, ever been before.

- And then, pain is gone.

- And gone as well are all tension that were there!

- How could this happen if you had run away?

- How could this happen had you tried, as usual, to fight tension with tension?

- Is it no a deep, deep lesson?

Übersetzung (von N. B.):

- Verspürst du Schmerz?

- Ja.

- Wo ist er? Was ist er?
- Es ist … Spannung. Oh …
- Was soll man dann tun?
- Spannung mit Spannung bekämpfen?
- Das ist es, was wir gewöhnlich tun.
- Aber zurückschlagen ist immer falsch.
- Spannung mit Spannung bekämpfen?
- Nein!
- Lass mich akzeptieren. Lass mich mich für den Schmerz öffnen.
- Ja. Der Schmerz ist einfach da, weil etwas in mir noch versucht, ihn abzulehnen.
- Ich will mich ihm öffnen. Lass mich ihn vollkommen akzeptieren.
- Lass nichts als Schmerz da sein.
- Dann geschieht ein Wunder.
- Öffnung … Öffnung …
- Ein tiefer, gewaltiger Atemzug überrollt dich wie eine Welle,
- Er durchströmt deinen ganzen Körper und erfüllt dich so, wie du es noch nie zuvor gewesen bist.
- Und dann ist der Schmerz weg.
- Und weg sind auch alle Spannungen, die da waren!
- Wie hätte das passieren können, wenn du weggelaufen wärst?
- Wie hätte das geschehen können, wenn du wie immer versucht hättest, Spannung mit Spannung zu bekämpfen?
- Ist das nicht eine tiefe, tiefe Lektion?

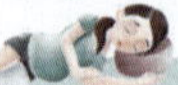

Den Schmerz anzunehmen und zu erkennen, dass er einem nichts anhaben kann, führt zur Angstfreiheit und somit dazu, dass der Körper trotz Schmerz entspannt bleiben und optimal gebären kann.

Yoga-Nidra hilft auf vielen verschiedenen Ebenen dabei, ein Gefühl der Selbstsicherheit zu verankern, den Körper, aber eben auch den Geist zu entspannen und Emotionen wie Angst zu beseitigen. Für mich gibt es deshalb keine bessere Methode, sich auf die Geburt, aber auch auf das Leben als Mama vorzubereiten.

Wirkungsweise von Yoga-Nidra in der Schwangerschaft und als Geburtsvorbereitung

Was ist Yoga-Nidra?

Yoga-Nidra ist weit mehr als eine Tiefenentspannungstechnik, als die der yogische Schlaf, wie er auch heißt, gerne vermarktet wird. Yoga-Nidra ist eine yogische Technik, die den Praktizierenden ursprünglich auf seinem spirituellen Weg weiterbringen sollte, indem der Geist geklärt und Meditation möglich wird.

Das Sanskrit-Wort *Nidra* bedeutet Schlaf. Die indischen Yogis meinten mit Schlaf aber nicht nur den traumlosen Schlaf, in dem wir kein Bewusstsein haben, sondern eben auch alle Zustände zwischen Tiefschlaf und absolutem Wachsein. Dieser Zustand zwischen den Realitäten, wie ich ihn gerne bezeichne, spielt bei Yoga-Nidra eine Hauptrolle.

Yoga-Nidra bezeichnet also diesen speziellen Zustand, in dem sich das Bewusstsein verändert und tiefe Heilung möglich wird. Der Körper kommt in absolute Tiefenentspannung und lässt los. Der Geist aber wird durch verschiedene Aktivitäten geführt, sanft gefordert, und so in diesen besonderen Zustand geführt. Ich empfinde diesen Zustand als Heimkommen. Ich komme bei mir an, bei diesem echten Ich, bei der wahren Natur meines Seins. Hier bin ich frei.

Heute wird Yoga-Nidra gerne als Königin unter den Entspannungstechniken bezeichnet – auch das hat seine Berechtigung. Während Yoga-Nidra kommt der

Praktizierende auf körperlicher, aber eben auch auf emotionaler und mentaler Ebene zur Ruhe und löst hier Verspannungen auf. Und das unterscheidet Yoga-Nidra von anderen Strategien zur Entspannung. Wer nach einem anstrengenden Tag nach Hause kommt und bei einem Glas Wein den Fernseher einschaltet, der entspannt sich in Wirklichkeit nicht, sondern lenkt sich ab. Der Geist wird weiterhin berieselt, aber die Aufmerksamkeit wird vom Körper und der eigenen Innenwelt abgelenkt. Während Yoga-Nidra hingegen sinkt man auf körperlicher, emotionaler und mentaler Ebene in tiefe Entspannung und gibt dem Körper und dem Geist die Chance, Aufgewühltes sich setzen zu lassen, aber auch Abgelagertes zu verarbeiten und sich dessen zu entledigen.

Wie Yoga-Nidra ganzheitlich entspannt

Yoga-Nidra entspannt auf folgenden Ebenen:

1. Körperliche Ebene:

Die Entspannung führt dazu, dass sich auch die Skelettmuskulatur vollkommen entspannt. Dies löst also jegliche Verspannungen auf und kann deshalb auch Schmerzen vermeiden oder auflösen, die von muskulären Verspannungen herrühren. Yoga-Nidra wirkt auch auf das vegetative Nervensystem und stimuliert den Parasympathikus. Und wie wir von den vorhergehenden Kapiteln wissen, wirkt der Parasympathikus wiederum auf verschiedene Weise im Körper. Allem voran ist aber wichtig zu verstehen, dass durch Yoga-Nidra Endorphine ausgeschüttet werden, die für eine gute Geburt eine wesentliche Rolle spielen. Gleichzeitig reguliert Yoga-Nidra auch das Hormonsystem.

2. Emotionale Ebene:

In den allerwenigsten Fällen können wir unsere Gefühle frei ausleben. Dem Chef, der uns im Nacken sitzt, geigen wir nicht einfach die Meinung. Sehr oft schlucken wir unsere Gefühle herunter. Die Folge ist, dass die angestaute Energie (wir sind wütend auf den Chef, woraufhin unser Körper Energie aufbaut) sich nicht entladen kann, sondern sich im Körper verankert. Oft reicht einfacher Schlaf nicht mehr aus, um die angestauten Emotionen zu lösen, und wir tragen immer mehr Frust, Wut oder Angst mit uns herum, ohne innerlich jemals wieder ganz aufzuräumen.

Yoga-Nidra hilft dabei, diese Emotionen nicht nur zu verarbeiten, sondern nachhaltig loszuwerden. Meine Lehrerin Barbara Kündig hat dies immer mit *den Keller ausmisten* verglichen. Wenn wir während einer Psychotherapie über alte Emotionen sprechen, dann gehen wir »in den Keller« und schauen uns unsere Altlasten an. Wir merken, dass sie noch da sind, und sortieren sie gegebenenfalls in eine andere Kiste um, in der sie uns vielleicht nicht mehr so sehr belasten. Loswerden können wir sie so aber nicht. Yoga-Nidra stellt einen Zustand her, in dem die Identifikation mit der Emotion aufgelöst wird und sie den Körper verlassen kann. Man bestellt mit Yoga-Nidra sozusagen die Müllabfuhr und mistet den Keller nachhaltig aus.

3. Mentale Ebene:

Auf dieser Ebene kommt vor allem das Gedankenchaos zur Ruhe, und der Geist hört damit auf, sein selbst erschaffenes, kontinuierliches Drama aufrechtzuerhalten. Die ichbezogenen Gedanken hören auf. Es entsteht heilsame Ruhe.

Während Yoga-Nidra entspannt sich ein Übender also während dreißig Minuten auf körperlicher, emotionaler und mentaler Ebene vollkommen. Während der Übung pendelt der Geist zwischen Dämmerschlaf und Entspannung hin und her. Während der Körper also schläft, bleibt unser inneres Bewusstsein erhalten.

Im Basiswerk *Yoga-Nidra* spricht dessen Autor Swami Satyananda davon, dass der Effekt von dreißig Minuten im Zustand von Yoga-Nidra dem Erholungswert von bis zu vier Stunden Schlaf entspricht – vorausgesetzt, dass regelmäßig praktiziert wird. Die Schlafforschung kann dies nicht bestätigen, dennoch kann ich aus eigener Erfahrung und aus vielen Berichten meiner Schülerinnen bestätigen, dass Schlafdruck abgebaut wird. Dieser Effekt ist vor allem dann wertvoll, wenn man ein Neugeborenes hat, das in der Nacht nicht schlafen möchte. Aber auch schon während der Schwangerschaft profitiert man ungemein von dem zusätzlichen Erholungswert – vor allem, wenn der Schlaf im dritten Trimester schlechter wird.

Aber auch darüber hinaus hat Yoga-Nidra herausragende Nebeneffekte: Das Immunsystem wird gestärkt, die Konzentration gesteigert, der Schlaf verbessert, und es stellt sich allgemein ein Zustand von mehr Balance und Ausgeglichenheit ein.

Die Wurzeln von Yoga-Nidra

Yoga-Nidra kann als Hybrid verstanden werden: Da es sich vielmehr um einen Zustand als um eine Technik handelt, gibt es im Laufe der Geschichte schon sehr frühe erste Referenzen und viele verschiedene Vorkommen. Da ist zum

Beispiel ein Hinweis im *Mahabharata*, dem bekanntesten indischen Epos, das vermutlich zwischen 300 vor und 300 nach Christus entstand. Darin wird Yoga-Nidra als der Traum Vishnus bezeichnet, aus dem die Schöpfung des Kosmos entsteht.

Im eigentlichen Sinne wurde die Technik des yogischen Schlafs von niemandem erfunden, sondern sie wird schon seit Hunderten von Jahren von indischen Yogis – speziell in den tantrischen Lehren – praktiziert. Allerdings handelte es sich damals um kein festgelegtes System, sondern um viele verschiedene Übungen und Techniken, die teilweise enorm zeitintensiv oder andersartig kompliziert waren. Die damaligen Tantriker praktizierten diese Übungen, weil sie davon ausgingen, dass der menschliche Körper ein Ausdruck Gottes und seiner Schöpfung sei. Die Techniken sollten den Yogis dabei helfen, diese Erkenntnis durch den eigenen Körper wahrzunehmen. Eine dieser alten Techniken, die Yoga-Nidra begründet, heißt *Nyasa*.

Nyasa kann mit „aufdrücken“ übersetzt werden und bezeichnet die Technik, bei der die innere Aufmerksamkeit auf verschiedene Punkte im eigenen Körper gelenkt wird. Wer schon einmal Yoga-Nidra praktiziert hat, weiß, dass man während der Übung die Aufmerksamkeit durch den Körper kreisen lässt, indem man sich von einem Körperteil zum nächsten bewegt. Dieser Prozess ermöglicht es dem Körper, in eine tiefe Entspannung zu fallen, und dem Geist, dabei wach zu bleiben. Nyasa bildet damit die wichtigste Grundlage für das „Kreisen der Wahrnehmung“, das Herzstück des modernen Yoga-Nidra.

Allerdings beeinflusste nicht nur Nyasa die Yoga-Nidra-Linien, so wie sie heute gelehrt werden. Gegen Ende des 19. Jahrhunderts begannen vor allem

Menschen im Westen öffentlich darüber zu sprechen, dass Erholung für die Gesundheit von zentraler Bedeutung sei. So entwickelten sich unterschiedliche Entspannungsansätze, wie beispielsweise das autogene Training im Jahr 1932.

Die tantrischen Techniken sowie die modernen Entspannungsansätze beeinflussten Swami Satyananda, der oft als Begründer des modernen Yoga-Nidra genannt wird. Er begann bereits in den 1950er Jahren damit, Yoga-Nidra als System zu lehren, das mit geringem Aufwand und von jeder und jedem angewendet werden kann und somit in die moderne Welt und auch in den Westen passt.

In seinem Standardwerk über Yoga-Nidra schreibt Swami Satyananda Saraswati, wie er den Effekt von Yoga-Nidra zufällig entdeckte: Er war in einem Ashram, in dem man einigen Jungen das Rezitieren der Veden beibrachte, als Nachtwächter tätig und ging, seiner Aufgabe gemäß, erst am frühen Morgen um drei Uhr zu Bett. Eine Stunde nachdem Satyananda ins Bett gegangen war, standen die Jungen auf und begannen, die Veden zu rezitieren – was Satyananda aber nie bewusst mitbekommen hatte. Als die Jungen die Verse bei einem Fest vortrugen und Satyananda merkte, dass sie ihm vertraut waren, erkannte er, dass Schlaf nicht in eine vollständige Bewusstlosigkeit führt, sondern dass man in jenem Zustand eigentlich außerordentlich aufnahmefähig ist.

Aber nicht nur in der Linie von Satyananda entstand ein Ansatz des modernen Yoga-Nidra. 1971 wurde das *Himalayan Institute of Yoga Science and Philosophy* in den USA mit dem Ziel gegründet, die Lehren von Swami Rama und seinen Ansatz des Yoga-Nidra zu bewahren, der sich etwas vom Yoga-Nidra Satyanandas unterscheidet. Fast zeitgleich entstand *»Integrative Restoration«*, ein Ansatz von Richard Miller, einem amerikanischen Psychologen mit langjähriger spiritueller Praxis.

Mein Ansatz

Yoga-Nidra hat unterschiedliche Ausprägungen und wurde zu verschiedenen Zwecken entwickelt und genutzt. Diese Diversität birgt Potenzial, da jeder Praktizierende den für sich stimmigen Ansatz wählen und auch für bestimmte Zwecke eine andere Form praktizieren kann. Ich schätze diese undogmatische und kreative Herangehensweise an Yoga-Nidra. Auch wenn es ursprünglich für das Erreichen der Erleuchtung entwickelt wurde, bietet die Praxis auch viele Vorteile für weltliche Ziele und Bedürfnisse. Auch diese haben ihre Daseinsberechtigung.

In diesem Buch habe ich zwei verschiedene Yoga-Nidra-Übungen entwickelt, die in ihrem Ansatz leicht voneinander abweichen. Die erste Übung ist stark vom Yoga-Nidra beeinflusst, das von Satyananda entwickelt wurde. In der Yoga-Nidra-Übung fürs Wochenbett wirst du bemerken, dass ich etwas anders gearbeitet habe. Die Übung ist weniger strukturiert, aber mehr an die Bedürfnisse einer Frau angepasst, die gerade geboren hat. Hier bin ich von Uma Dinsmore-Tuli und ihrem sogenannten *Total Yoga Nidra* (ein Ansatz, der die vielen verschiedenen Linien zusammenbringt) sowie einer budhistischen Meditationsmethode beeinflusst.

Das Bewusstsein, das Unterbewusstsein und das Unbewusste

Was genau geschieht während Yoga-Nidra im Gehirn? Dazu lohnt es sich zu beobachten, wie sich die Gehirnaktivität während des Praktizierens verändert. Gehirnaktivität kann mithilfe einer Elektroenzephalografie (EEG) nachgewiesen werden und zeichnet die Spannungsschwankungen auf. Diese Spannungs-

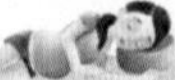

schwankungen werden in Hertz (Hz) angegeben. Je nachdem, ob wir gerade wach sind oder schlafen, ob wir aktiv oder entspannt sind, verändern sich diese Wellen.

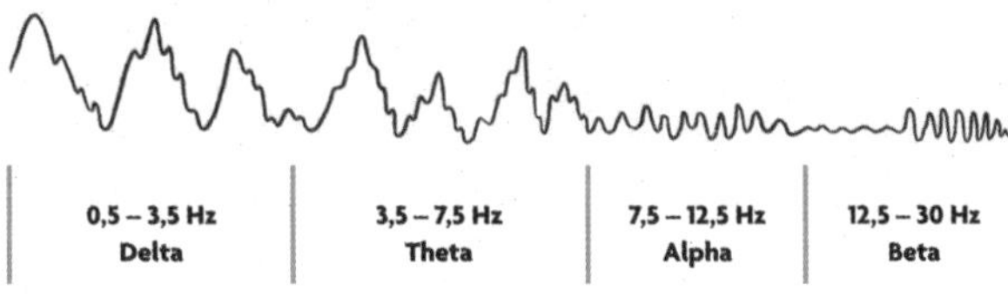

Die verschiedenen Gehirnzustände:

Beta: In diesem Bewusstseinszustand sind wir vollständig wach.
Alpha: Das Gehirn befindet sich in leichter Entspannung.
Theta: Im Theta-Zustand befinden wir uns im leichten Dämmerschlaf. Wir nehmen nicht mehr alles bewusst wahr, und Traumbilder können auftreten.
Delta: Hier befinden wir uns im Tiefschlaf, in dem wir kein Bewusstsein mehr über uns selbst, den Raum oder die Zeit haben.

Während der Geburt verändert sich das Bewusstsein der Gebärenden von Natur aus. Die erhöhte Ausschüttung von Geburtshormonen, vor allem von Endorphinen, führt dazu, dass sich die Gehirnwellen verlangsamen und vermehrt im Alpha-Bereich – gegen Ende der Geburt sogar oft im Theta-Bereich – schwingen. Die Wahrnehmung der gebärenden Frau verändert sich, und sie wird immer empfänglicher für die subtilen Signale ihres Körpers.
Yoga-Nidra unterstützt diesen natürlichen Prozess während der Geburt zusätzlich und bereitet dich in der Schwangerschaft darauf vor.

Am Anfang der Yoga-Nidra-Übung befindet man sich weitgehend im Alpha-Bereich, in dem sich der Körper zu entspannen beginnt und die Gedanken langsam zur Ruhe kommen. Im Verlauf der Übung befindet man sich aber auch immer wieder im Theta-Bereich. In diesen Zuständen regeneriert sich der Körper, und Schlafdruck wird abgebaut. Viele Praktizierende haben dann den Eindruck, eingeschlafen zu sein, weil sie das Bewusstsein in dieser Zeit teilweise verlieren. Einige Teilnehmer berichten hier auch von Traumbildern oder frühkindlichen Erinnerungen, die sie bei vollem Bewusstsein vor dem inneren Auge gesehen haben oder erleben. Solche Erfahrungsberichte liefern Hinweise darauf, worauf wir in diesem Theta-Zustand Zugriff haben: auf unser Unterbewusstsein.

Das Eisbergmodell

Stell dir einen Eisberg vor. Nur die Spitze ragt aus dem Wasser, der ganze untere Teil davon bleibt unter der Wasseroberfläche verborgen. Die Spitze stellt dein Bewusstsein dar, dein Tagesbewusstsein, in dem du dich jetzt, wo du dieses Buch liest, befindest. Der Teil unter Wasser sind dein Unterbewusstsein und das Unbewusste. Zu diesem Teil hast du meistens keinen (bewussten) Zugang. Allerdings ist es dieser Teil, der dich am meisten prägt. Denn in diesem Bereich steht dein »Programm« eingeschrieben. Hier sind all deine Überzeugungen und Muster gespeichert, all deine Konditionierungen verankert, und hier ist alles gespeichert, was du in deinem Leben erlebt, gedacht und gefühlt hast.

In diesem Bereich des Unterbewussten ist auch das Programm verankert, das bestimmt, wie du über Geburten denkst. Alle Filme, in denen Geburten vor-

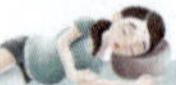

kommen, haben hier eine Spur hinterlassen. Deine eigene Geburt, an die du dich vermutlich nicht mehr bewusst erinnerst, ist hier ebenfalls gespeichert. Alles, was du jemals über Geburten gehört hast, prägt dich von hier aus.

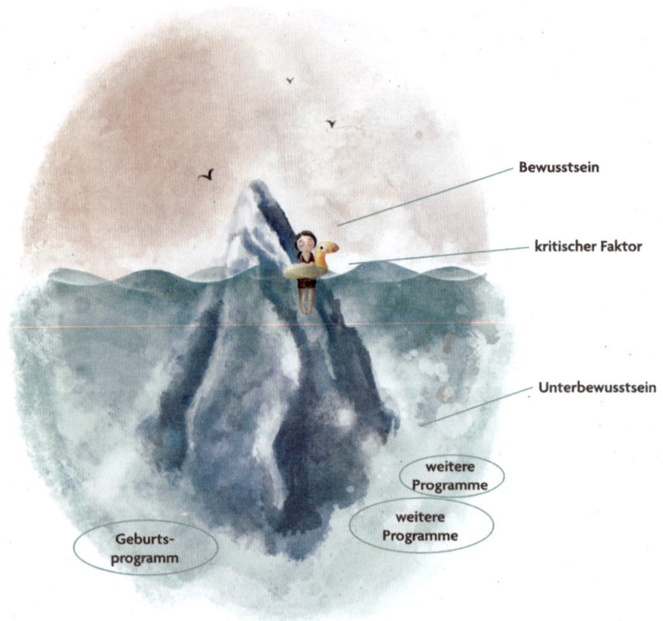

Im Unterbewussten liegt deine Sicht auf Geburten begründet.

An der Grenze zwischen Bewusstsein und Unterbewusstsein gibt es einen Schutzmechanismus, den man als *kritischen Faktor* bezeichnet. Ich bezeichne ihn gern als Kontrolleur unseres Geistes. Dieser Kontrolleur verhindert, dass dein Unterbewusstsein mit Informationen überflutet wird, indem er ständig neue Information mit alter Information abgleicht. Insofern unterscheidet dieser Kontrolleur zwischen wahr und falsch, logisch und unlogisch.

Wer träumt, träumt viel Unlogisches. Als Kind träumte ich regelmäßig davon, fliegen zu können, und ich liebte diese Freiheit im Traum. Meine Enttäuschung war jedes Mal gewaltig, wenn ich aufwachte. Irgendetwas in mir sagte: Es kann nicht sein, dass das *nur ein Traum* war. Es fühlt sich so echt an. Es fühlt sich an wie eine andere Realität, eine parallele Wirklichkeit.

In gewisser Weise lag ich damals richtig. Denn alles, was wir im Tagesbewusstsein erleben, erleben wir durch unsere Sinne, deren Reize im Gehirn verarbeitet und abgeglichen werden. Insofern leben wir auch im Tagesbewusstsein in einer Realität, die nicht objektiv, sondern subjektiv ist. Der Mensch ist im Schlaf deshalb deutlich aufnahmefähiger, weil der Geist nicht mit allen Sinneskanälen verbunden und dadurch abgelenkt ist, und weil der kritische Faktor die hereinkommenden Informationen nicht bewertet und aussortiert. Im Schlaf wird einfach angenommen und akzeptiert. Im Yoga-Nidra geschieht genau das, bis auf den Unterschied, dass dabei ein Funke Bewusstsein erhalten bleibt. Dies ermöglicht dir, in dein Unterbewusstsein zu spähen und die Prozesse zu beobachten, die in deinem Inneren geschehen.

Durch diese verstärkte Aufnahmebereitschaft ist Yoga-Nidra – aber im übrigen auch normaler Schlaf – besonders geeignet, um den Geist zu verändern.

Man kann sich hier selbst mit Audio-Aufnahmen Suggestionen eingeben, um sich zum Beispiel von schlechten Angewohnheiten zu befreien: Das Rauchen aufgeben. Sein Selbstvertrauen stärken. Eine Sprache einfacher lernen. All das ist relativ einfach möglich.

Heute ist mir bewusst, dass ich in ebendiesem Zustand war, als ich während Shavasana so tief »weg« war und auf einen Schlag die Gewissheit hatte, schwanger zu sein. In diesem Zustand ist der Geist aufnahmebereit für intuitives Wissen. Swami Satyananda Saraswati schreibt in seinem Standardwerk über Yoga-Nidra, dass Johann Wolfgang von Goethe seine Probleme und Blockaden in diesem tranceähnlichen Zustand auflöste, Kekulé von Stradonitz erkannte die kreisförmige Struktur von Benzol, und Einstein steigerte seine innere Aufmerksamkeit in den »Gedankenexperimenten«, die schlussendlich zur Relativitätstheorie führten.

Ewa engagierte mich als Doula, weil sie sich in ihrer ersten Schwangerschaft nicht ernst genommen gefühlt hatte. Ihre Ärztin hatte ihre Ängste kleingeredet. Ewa wollte auf keinen Fall per Kaiserschnitt gebären und hatte panische Angst vor Interventionen. Sie berichtete mir, dass ihre Ärztin sie immer wieder mit dem Tipp vertröstete, *einfach positiv zu denken*. Wenn man sich das Eisbergmodell vor Augen führt und sich überlegt, in welchem Zustand sich unser Gehirn befindet, wenn wir *»einfach positiv«* denken, dann wird klar, wieso dieser Tipp nicht wirklich helfen kann: Unsere Emotionen sind Produkte all unseres Wissens und all jener Informationen, die sich über die Jahre hinweg in unserem Unterbewusstsein abgespeichert haben. Diese Emotionen und Konditionierungen sitzen tief in uns fest und können nicht einfach »*weggedacht*« werden. Mit positivem Denken beeinflussen wir nur die Spitze des Eisbergs.

Um uns von all den negativen Gefühlen und Einstellungen gegenüber der Geburt zu befreien, müssen wir in unser Innerstes hinabsteigen und ihnen dort die Wurzel ausreißen.

Der Sankalpa

Um die Wurzel auszureißen, können wir Yoga-Nidra nutzen. Wo eine Wurzel ausgerissen wurde, können wir einen neuen Samen säen. Dazu nutzen wir den *Sankalpa*. Ein Sankalpa funktioniert wie eine Autosuggestion, die wir zu uns sagen und die während Yoga-Nidra tief in unser Unterbewusstsein sinkt. Und weil der Kontrolleur, der kritische Faktor, nicht bewertet, nimmt unser Unterbewusstes diese Autosuggestion ohne Wenn und Aber an. Gleichzeitig bauen wir durch das Üben von Yoga-Nidra Energie auf; sowohl der Körper als auch der Geist werden gestärkt. Die meisten Menschen wünschen sich, *mehr Energie* zu haben. Sie wissen aber oft gar nicht, was sie mit diesem Mehr an Energie anstellen sollen. Auch hier hilft uns ein Sankalpa. Die kreierte Energie kann in das Gefäß des Sankalpas fließen und so einem Herzensanliegen zuträglich sein.

Der Sankalpa besteht aus einem kurzen, prägnanten und positiv formulierten Satz. Es ist wichtig, dass er nicht leichtfertig gewählt wird und dass er zum großen Plan der eigenen Seele (*Dharma*) passt. Der Sankalpa wird während des Yoga-Nidra am Anfang und am Schluss innerlich dreimal aus voller Überzeu-

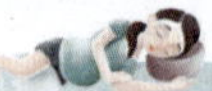

gung wiederholt. Ein Sankalpa könnte zum Beispiel sein: *„Ich liebe und akzeptiere mich"*, und das Unterbewusstsein einer unsicheren Person könnte so damit beginnen, Selbstakzeptanz und Selbstwert aufzubauen.

Den Sankalpa, den ich für die Schwangerschafts-Yoga-Nidra-Praxis entwickelt habe, lautet: *„Ich vertraue meinem Körper, meinem Kind und der weiblichen Urkraft."* Ich habe ihn so gewählt, weil viele Frauen den Kontakt zu ihrer weiblichen Kraft verloren haben und es sich nicht zutrauen, aus eigener Kraft einfach gebären zu können. Der Sankalpa stärkt dieses tiefe Vertrauen in die weibliche Urkraft, die in jeder Frau schlummert, und baut dadurch Ängste ab. Er stärkt aber auch das Vertrauen ins eigene Kind und erinnert daran, dass eben nicht nur die Mama alleine für das Gelingen der Geburt verantwortlich ist, sondern dass es auf das Miteinander von mütterlichem Körper und Geist, dem Kind und immer auch ein bisschen Schicksal – oder Glück – ankommt.

Den eigenen Sankalpa finden

Es ist nicht einfach, den richtigen Sankalpa zu finden. Denn er sollte vor allem intuitiv passen und sich gut anfühlen, und nicht einfach nur schön klingen.

Sankalpa-Übung:

Diese Übung dauert etwa eine halbe Stunde. Du benötigst ein bis zwei Blätter Papier und Schreibzeug. Achte darauf, dass du ungestört bist und die Übung von Anfang an bis zum Ende ungestört machen kannst.

1. Schritt: Nimm dir zunächst einen Moment Zeit, um einen Zugang zu deinem Unterbewusstsein herzustellen. Am besten geht das, wenn du die

Yoga-Nidra-Übung praktizierst. Wenn die Zeit dafür nicht ausreicht, kannst du auch einige Minuten meditieren. Bitte lass diesen Schritt nicht aus. Es ist wichtig, dass du deine Gedanken zur Ruhe kommen lässt, damit du die Antworten, die deine Seele dir schickt, hören kannst.

2. Du hast nun meditiert oder Yoga-Nidra praktiziert. Stell dir nun bitte einmal vor, wie du dich nach der Geburt deines Kindes fühlst. Lass ein Bild vor deinem inneren Auge entstehen, das dich und dein Kind nach der Geburt zeigt. Male dir aus, dass du genau die Geburt hattest, die du dir gewünscht hast. Tauch tief in dieses Bild hinab. Nimm jedes Detail auf.

Nimm dir jetzt etwa zehn Minuten Zeit, dein inneres Bild auf Papier zu bringen. Schreib die Szene auf, die du gerade vor deinem inneren Auge gesehen und erlebt hast.

Hier ein Beispiel: »Ich habe mein kleines Mädchen natürlich geboren. Ich halte sie in den Armen und bin überglücklich. Sie fühlt sich so weich an und riecht so gut. Ich spüre unsere tiefe Verbindung. Die Geburt ist schnell und unkompliziert verlaufen, und ich habe mich in jedem Moment sicher gefühlt, weil ich meinem Körper vertraut habe. Die Menschen um mich herum waren alle zurückhaltend und doch unterstützend. Wirklich gebraucht habe ich aber niemanden: Ich wusste tief in meinem Inneren, dass es eine Kraft in mir gibt, die genau weiß, was sie tut, und die mich durch den Geburtsprozess hindurchführt. Alles, was ich brauchte, war Hingabe.«

3. Du hast nun dein inneres Bild aufs Papier gebracht. Lies deine Zeilen noch einmal durch und frag dich dann: Welche Aspekte der Geburtserfahrung sind wichtig für mich? Welche Punkte stechen heraus? Umkreise diese Aspekte und Punkte und schreib sie dir dann noch einmal in Form einer kleinen Liste aufs Blatt.

Ein Beispiel:

- natürlich geboren
- tiefe Verbindung
- habe dem Körper vertraut
- Vertrauen in die Kraft in meinem Inneren
- Hingabe

4. Du hast nun Punkte herauskristallisiert, die dir dabei helfen, so zu gebären, wie du es dir wünschst. Diese wertvollen Informationen aus deinem Innersten kannst du nun nutzen, um deinen eigenen Sankalpa zu formulieren.

Um ihn möglichst effektiv zu formulieren, solltest du folgende Punkte beachten:

- Du kannst ihn so formulieren, dass der Fokus auf dem gewünschten Resultat liegt, oder aber auf den Qualitäten, die dir dabei helfen, das Resultat zu erreichen.
- Ein Sankalpa soll einfach und kurz formuliert sein. Du kannst ihn im Jetzt formulieren, als sei er bereits Wirklichkeit, oder auch die Zukunftsform mit »werden« benutzen. Sei dir dann aber im Klaren, dass Magie im Wort »werden« enthalten ist, weil das Wort »werden« eben festlegt, dass etwas

eintreffen wird – dass es in diesem Moment schon absolut gegeben ist, dass der Sankalpa eintreffen wird. Wenn du nicht vollständig überzeugt bist, dass sich dein Sankalpa bewahrheiten wird, dann empfehle ich dir, die Präsensform zu nutzen.

Zukunftsversion: »Ich werde ruhig und gelassen gebären.«
Präsensversion: »Ich gebäre ruhig und gelassen.«

Weitere Beispiele für Sankalpas:

- Ich bin mutig und stark.
- Ich erlebe eine einfache Schwangerschaft.
- Ich genieße meine Schwangerschaft.
- Mein Körper gebiert einfach und lustvoll.
- Ich habe heilsame Beziehungen.
- Ich bin tief mit meinem Baby verbunden.
- Ich vertraue mir, meinem Kind und der Natur vollkommen.

Bleib mindestens drei Wochen lang bei einem Sankalpa, wenn du täglich übst. Wenn du einen Sankalpa gefunden hast, der dazu bestimmt ist, seine Wirksamkeit während der Geburt zu entfalten, empfehle ich dir, mindestens vier Wochen, lieber aber sechs Wochen vor dem Geburtstermin täglich Yoga-Nidra mit dem entsprechenden Sankalpa zu üben. Grundsätzlich gilt aber: Je länger, desto besser!

Übrigens gibt es auch Yoga-Nidra-Linien, die keinen Sankalpa inkludieren. Man kann also auch Yoga-Nidra ohne Sankalpa praktizieren. Ich persönlich

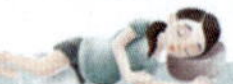

finde die Arbeit mit einem Sankalpa wunderschön und sehr kraftvoll – allerdings sollte es dich nicht unter Druck setzen, einen für dich geeigneten Sankalpa zu finden. Ich habe in den beiden geführten Yoga-Nidra-Übungen am Ende dieses Buches deshalb immer einen Sankalpa eingebaut, den du verwenden kannst, wenn er dir entspricht.

Der Unterschied zwischen Yoga-Nidra und Hypnose sowie HypnoBirthing

In meinen Geburtsvorbereitungskursen werde ich oft gefragt, was der Unterschied zwischen Hypnose und Yoga-Nidra ist. Gerade das Konzept *HypnoBirthing* ist mittlerweile relativ bekannt, und viele Frauen wollen ihr Unterbewusstsein nutzen, um angstfreier zu gebären.

Je nachdem, mit welchem Ziel Yoga-Nidra praktiziert wird, gibt es größere oder geringere Unterschiede zur Hypnose. In einem therapeutischen Setting kann Yoga-Nidra zu demselben Zweck benutzt werden und unterscheidet sich dann kaum mehr von der klinischen Hypnose. Sowohl während Yoga-Nidra als auch im hypnotischen Zustand entspannt sich der Körper, und die Sinne ziehen sich zurück. Auch der Ablauf einer hypnotischen Sitzung und von Yoga-Nidra sind einander dann sehr ähnlich.

Während einer Hypnose wird der Geist eines Menschen an den Punkt geführt, den der Therapeut als sinnvoll erachtet. Das kann für gewisse Ziele sehr effizient sein. Einem Raucher können so Suggestionen ins Unterbewusstsein eingepflanzt werden, die ihn nach dem Aufwachen vom Rauchen abhalten werden oder ihn zumindest davon überzeugen, dass er das Rauchen nicht mehr so genießt wie vor der Sitzung. Auch mit Yoga-Nidra könnte dies durchaus erreicht werden. Im Zustand der Hypnose wird das Gehirn in einen tiefen Trancezustand versetzt, in dem der Geist zwar aufnahmefähig ist, aber keine Reize einer höheren Qualität empfangen kann, sondern den Anweisungen des Therapeuten folgt.

Yoga-Nidra kann in diesem Kontext anders genutzt werden: Während Yoga-Nidra wird das Bewusstsein ausgedehnt. Hier können Erfahrungen gemacht werden, die so nicht in einer klinischen Hypnose erreicht werden können. Es ist dieser *überbewusste* Zustand, der den grundlegenden Unterschied macht. Die einzige Suggestion, die während Yoga-Nidra gesetzt wird, besteht aus dem Sankalpa, also aus einem tiefen Wunsch des Übenden. Hier werden keine Suggestionen angewendet, der Geist wird nicht überredet. So können keine neuen Verspannungen entstehen.

Deshalb ist es falsch zu behaupten, dass Yoga-Nidra etwas anderes als Hypnose ist. Yoga-Nidra kann Hypnose sein, wenn man es für spezifische Zwecke hypnotisch einsetzt – Yoga-Nidra kann aber durchaus weiter gehen.

HypnoBirthing

HypnoBirthing ist ein Programm, dass sich die Effekte von Hypnose zu eigen gemacht hat und damit Frauen auf die Geburt ihrer Kinder vorbereitet. Ich bin selbst ausgebildete HypnoBirthing-Kursleiterin, bin aber mehr und mehr von diesem Ansatz weggekommen, weil mir einige Punkte zu dogmatisch, zu veraltet oder einfach nicht effektiv genug sind. Ich störe mich beispielsweise daran, dass im HypnoBirthing Interventionen wie Kaiserschnitte oder Schmerzmedikamente dogmatisch ausgeklammert werden und damit geworben wird, schmerzfrei zu gebären, statt den schwangeren Frauen den Sinn des Geburtsschmerzes zu vermitteln und ihnen Techniken mitzugeben, wie sie mit dem Schmerz umgehen können. Des Weiteren habe ich die Erfahrung gemacht, dass die vielen Entspannungstechniken, die im HypnoBirthing dargelegt werden, die schwangeren Frauen überfordern, und sie sich in keiner dieser Methoden sicher genug fühlen, um sie während der Geburt gut anwenden zu können.

Alternativ schlage ich meine Klientinnen gerne Yoga-Nidra vor, weil es sich um eine so einfache und vor allem gleichbleibende Methode handelt. Jede kann Yoga-Nidra üben. Und wer die Übung täglich macht, kann sich blind an den Ablauf erinnern.

Vanessas Geburtsbericht

Vanessa kontaktierte mich, als sie im sechsten Monat schwanger war. Zu diesem Zeitpunkt steckte sie aufgrund der Corona-Pandemie unvorhergesehenerweise in Kolumbien fest, in einem Dorf, weit entfernt von der nächsten gynäkologischen Praxis. Keine Umstände also, die eine Schwangere tiefenentspannt in die Zukunft blicken lassen. Vanessa hatte schon vor der Schwangerschaft intensiv Yoga praktiziert und kannte Yoga-Nidra. Sie bat mich, ihr eine persönliche Yoga-Nidra-Aufnahme für die Schwangerschaft zu erstellen. Ihr war wichtig, sich bewusst mit ihrem Kind und ihrem Körper zu verbinden – aber auch auf eigene Faust und unabhängig von einer funktionierenden Internetverbindung praktizieren zu können. Gemeinsam sprachen wir im Detail über ihre Bedürfnisse und einigten uns auf den Sankalpa: *Ich vertraue meinem Körper, meinem Kind und der weiblichen Urkraft.*

Einige Monate später kontaktierte Vanessa mich, als ich mich über die Internetmedien auf die Suche nach Frauen machte, die ihre Geburtsgeschichte erzählen wollten. Vanessa wollte. Und so berichtete sie mir zum ersten Mal, wie sehr ihr Yoga-Nidra geholfen hatte:

> *Ich begann etwa im sechsten Monat damit, regelmäßig am Morgen Yoga-Nidra zu praktizieren. Da ich kein Morgenmensch bin und befürchtete, im Liegen wieder einzuschlafen, entschied ich mich, sitzend auf der Couch zu praktizieren. Dazu baute ich mir eine kleine Mulde, in der ich angelehnt zwischen Kissen sitzen und den Körper dennoch entspannen konnte. Hin und wieder praktizierte ich auch abends – dann aber, um einzuschlafen. Ich sagte mir dann innerlich bewusst: Du darfst einschlafen! Auf Nadjas Anraten benutzte ich während des Übens immer ein ätherisches Öl und verankerte so die Entspannung. Und so übte ich bis kurz vor der Geburt. In den letzten Wochen vor dem Termin begann ich damit, mehrmals am Tag zu üben, wenn ich müde war. Mir half die Übung sehr dabei, herunterzukommen und entspannt zu bleiben. Dabei hat der Sankalpa eine große Rolle gespielt: Er half mir wahnsinnig, im Vertrauen zu bleiben. Ich verließ mich immer auf meinen Körper, aber eben auch auf mein Kind, und war voller Zuversicht. Kurz vor dem errechneten Termin traten allerdings Anzeichen einer Schwangerschaftsvergiftung auf, und man riet mir zum Einleiten. So fuhr ich also ins Spital.*
>
> *Für meine Niederkunft habe ich mir immer gewünscht, drei Dinge vermeiden zu können: Ich wollte keine PDA (Periduralanästhesie) und keinen Kaiser-*

schnitt, und ich wollte nicht einleiten. Ich sorgte mich, dass eine Einleitung in der Konsequenz bedeutete, dass Medikamente notwendig würden, um mit dem Wehenschmerz umgehen zu können. Als ich die diensthabende Hebamme fragte, ob es ihrer Erfahrung nach möglich sei, ohne Schmerzmedikamente zu gebären, wenn die Geburt eingeleitet wird, schüttelte sie nur still den Kopf. Sie verließ mich mit dem Hinweis, dass es lange dauern könne, bis die Geburt tatsächlich losging. Die Haltung und die Betreuung der Hebamme verunsicherte mich stark, und ich spürte den Stress in mir aufsteigen. Zwar relativierte meine Gynäkologin, die mich spätabends noch im Spital besuchte, diese Aussage, aber das mulmige Gefühl blieb. Sie verabreichte mir das Medikament, das die Geburt einleiten sollte.

Als ich allein in meinem Spitalbett lag, fasste ich den Entschluss, mich voll und ganz auf den Sankalpa zu verlassen und mich nicht weiter von äußeren Dingen beeinflussen zu lassen. Ich sagte mir wieder und wieder: »Ich vertraue meinem Körper, meinem Kind und der weiblichen Urkraft.« Ich wusste, dass mein Körper mit dieser Geburt umgehen können würde – ob eingeleitet oder nicht. Ich hörte mir die Yoga-Nidra-Aufnahme noch einmal ganz bewusst an. So kam ich innerlich wieder zur Ruhe und ins absolute Vertrauen.

Am nächsten Morgen war ich bereits drei Zentimeter eröffnet. Ich aß gemütlich mein Frühstück, duschte danach heiß, und mein Mann und ich beschlossen, noch etwas spazierenzugehen. Ich spürte die Wehen bereits gut und sagte mir jedes Mal, wenn sich eine Wehe anbahnte: »Ich vertraue meinem Körper, meinem Kind und der weiblichen Urkraft!« Durch das innere Aufsagen des Sankalpa konnte ich mich immer wieder in diesen entspannten Zustand versetzen, den *ich aus der Yoga-Nidra-Praxis bereits kannte. Das half mir enorm, mich immer wieder zu beruhigen und mich zu erden. Und zu vertrauen.*

Als ich aber ein Schritt aus dem Gebärsaal gemacht hatte, wurde mir schlecht. Ich erbrach mich und bemerkte ein komisches, intensives Gefühl. Die erste Presswehe! Niemand hatte erwartet, dass ich bereits voll eröffnet war – alle waren sehr überrascht und wurden etwas nervös. Ich jedoch war konzentriert und repetierte innerlich immer wieder mein Sankalpa, das zu meinem Mantra wurde.

Fünf Presswehen später war meine Tochter geboren.

Der Unterschied zwischen Yoga-Nidra und Meditation

Der achtgliedrige Pfad, so wie er von Patanjali im *Yogasutra* beschrieben wird, beschreibt acht Stufen auf dem Weg zur Erleuchtung:

1. *Yama:* Ethische Verhaltensregeln in Bezug auf die Außenwelt, wie zum Beispiel, niemanden zu verletzen
2. *Niyama:* Ethische Verhaltensregeln in Bezug auf die Innenwelt, wie zum Beispiel, genügsam zu sein
3. *Asana:* Die Körperstellungen, so wie sie oft in Yogastudios gelehrt werden
4. *Pranayama:* Atemübungen, mit denen Prana aufgebaut und kanalisiert wird
5. *Pratyahara:* Die Identifikation des Geistes mit den Sinneswahrnehmungen wird aufgelöst. In der Folge ist der Geist nicht mehr mit der Außenwelt beschäftigt, sondern kann sich auf das Innere fokussieren.

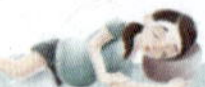

6. *Dharana:* Konzentration des Geistes auf ein einziges Objekt, wie zum Beispiel den Atem
7. *Dhyana:* Höhere Bewusstseinszustände durch tiefe Meditation
8. *Samadhi:* Versenkung, vollkommenes Aufgehen im Meditationsobjekt

Yoga-Nidra kann grundsätzlich als *Pratyahara*-Technik gedeutet werden, da sich während Yoga-Nidra die innere Aufmerksamkeit von den Sinnen weg ins Innere verschiebt. Während Yoga-Nidra bekommen wir kaum mehr mit, wenn draußen ein Hund bellt, oder nehmen den Geruch der Tasse Tee, die auf dem Nachttisch steht, nicht mehr wahr. Der Fokus verschiebt sich auf das innere Erleben.

Je öfter man praktiziert, desto leichter wird es einem fallen, sich wirklich ganz auf die Anweisungen einzulassen und den Geist auf exakt das zu richten, was gerade in der Audio-Aufnahme genannt wird. Das bedeutet, dass man den Geist auf einen Punkt konzentriert und somit auf die sechste Stufe wechselt, also den *Dharana*-Zustand erreicht, der als Meditation gewertet werden darf. Wer genügend praktiziert, der wird sich auch ohne Aufnahme mental durch die Übung führen können und kann Yoga-Nidra so als Meditationspraxis nutzen. Gerade die Yoga-Nidra-Übungen aus der Linie des *Himalayan Institute* geben fortgeschrittenen Praktizierenden viel Raum ohne Anleitung, in denen auch Zustände tiefer Meditation möglich sind.

Erfahrungswelten

Wer Yoga-Nidra praktiziert, wird schnell merken, dass die Praxis in ungeahnte Welten führt und dass die Erfahrungen, die während des Praktizierens gemacht werden, oft nicht so einfach in Worte gefasst werden können. Was der Praktizierende erlebt, ist zudem sehr individuell und davon abhängig, wie seine momentane Verfassung ist. Ich möchte dir hier einen kleinen Überblick geben, welche Empfindungen und Erlebnisse während des Praktizierens auftreten können.

Die persönliche Pille

Yoga-Nidra hat die Eigenschaft, dem Praktizierenden das zu geben, was er braucht. Wer unheimlich müde und erschöpft ist, wird vermutlich einschlafen. Wer mit Schlaflosigkeit zu kämpfen hat und Schwierigkeiten hat, den Körper zur Ruhe zu bringen, wird gelassener und wird nach einer Weile auch besser einschlafen können. Insofern wirkt Yoga-Nidra höchst individuell, und jeder Praktizierende kann eigene Erfahrungen machen. Ich bezeichne diesen Effekt von Yoga-Nidra gerne als »die persönliche Pille«, weil die Intelligenz unseres Körpers das Szepter in die Hand bekommt und die Möglichkeit erhält, an den individuellen »Baustellen« zu arbeiten.

Als meinem Mann eine schwere Operation am Rückenmark bevorstand, nahm ich ihm einen Yoga-Nidra-Text auf, der seine Heilung unterstützen sollte. Nach einem Tag auf der Intensivstation begann er, die Aufnahme mehrmals täglich zu hören. In Kombination mit den starken Schmerzmitteln führte die Übung seinen geschwächten Zustand meist sofort in einen Zustand sehr tiefen und heilsamen Schlafes. Wenn er daraus erwachte, praktizierte er meist sofort wieder Yoga-Nidra, bis ihn wieder die Wellen dieses regenerierenden Tiefschlafs umspülten.

Schwellenzustände

Schwellenzustände kommen während Yoga-Nidra relativ häufig vor. Ich meine damit die oft paradoxen Zustände, in denen man beispielsweise die Stimme auf der Audioaufnahme hört, aber nicht versteht, was sie sagt. In meinen Kursen berichten mir viele Teilnehmer von solchen paradoxen Erfahrungen: »Ich habe geschlafen, und dennoch habe ich gehört, wie du uns geweckt hast« oder »Ich war total konzentriert und gleichzeitig irgendwie weg und entspannt.« In diesem Zustand ist man eben auf dieser Schwelle: nicht wirklich schlafend, nicht wirklich wach. Oder beides gleichzeitig. Plötzlich ist nicht mehr ganz klar, welche Welt real ist: der Traum – oder die Welt, die wir als Wirklichkeit bezeichnen?

Zeitlosigkeit

In meinen Kursen frage ich meine Teilnehmerinnen nach einer Yoga-Nidra-Praxis oft, wie lange die Übung nach ihrem Gefühl gedauert hat. Interessant ist, dass fast alle komplett unterschiedliche Zeiteinschätzungen abgeben. Mein subjektiver Eindruck ist, dass viele Teilnehmerinnen tendenziell von einer kürzeren Dauer ausgehen, als die Übung tatsächlich gedauert hat. Klar ist: Im Zustand von Yoga-Nidra verzerrt sich das Zeitgefühl. Was sich im Alltagsbewusstsein wie eine halbe Stunde anfühlt, kann sich während Yoga-Nidra wie fünf Minuten anfühlen.

Im Hinblick auf die Geburt ist dieser Aspekt sehr spannend, da sich auch die Dauer der Geburt subjektiv meist ganz anders anfühlt. Viele Schwangere haben im Vorfeld Angst, wenn sie hören, dass eine erste Geburt im Schnitt um die neun Stunden dauert – gut aber auch länger gehen kann. Ich finde es wichtig, sich klarzumachen, dass dieses Zeitempfinden bei der Geburt natürlicherweise verändert ist. Dafür verantwortlich sind unter anderem die Geburtshormone. Wer aber als Hebamme, Doula oder sonstige Begleitung bei Geburten dabei sein durfte, wird mir recht geben, dass auch für die Begleitpersonen die Zeit meist anders vergeht. Wenn ich als Doula eine Frau während der Geburt unterstütze, passiert es mir jedes Mal, dass ich auf die Uhr blicke und nicht weiß, wo die letzten zwei Stunden geblieben sind.

Intuition

Die Intuition ist eine echte Superheldenkraft. Ich verstehe darunter die Verbindung zu meiner inneren, höheren Weisheit, die mit mir durch spontane Eingebungen, Gedanken, Bilder oder auf andere Art kommuniziert. Es war diese Stimme, die mir damals in dem kleinen Yogastudio im Jahr 2016 zuflüsterte, dass ich schwanger war. Es war diese Stimme, die mir riet, zur Geburt nicht ins Spital zu gehen, und die ich ignorierte. Und es war auch diese Stimme, die mich am Tiefpunkt meiner mentalen und physischen Gesundheit ins Yogastudio schickte, wo ich meinen Lehrer traf und Heilung durch Yoga fand. Diese innere Weisheit leitet mich und hilft mir, mit herausfordernden Situationen umzugehen – wenn ich sie denn wahrnehme.

Viele meiner Klientinnen berichten mir, dass sie zunächst Schwierigkeiten hatten, diese innere Stimme wahrzunehmen. Doch sobald sie aktiv mit dieser Stimme in Kontakt kommen wollten und begannen, in sich hineinzuhören, wurde sie immer deutlich wahrnehmbar. Unsere Intuition ist wirklich wie ein zusätzlicher Sinn, der zum Leben erwacht oder besser zugänglich wird, wenn wir ihn nutzen.

Oft ist es in unserem Kopf schon so laut, dass wir die Stimme unserer Intuition kaum hören. Als ich das erste Mal meditierte, war ich schockiert, wie viele Gedanken in meinem Kopf herumspukten und nicht zur Ruhe kamen. Es herrschte regelrechtes Geschnatter. Dazu fiel mir auf, dass die Stimmen in meinem Kopf kaum gutmütig oder positiv waren. Im Gegenteil: Mein Geist ratterte To-do-Listen rauf und runter; er schien es sich zur Aufgabe gemacht zu haben, meine Mitmenschen, noch viel mehr aber mich selber zu bewerten und kaum ein gutes Haar an mir zu lassen. Er verlor sich im Drama früherer Geschehnisse und bauschte sie auf. Ich war regelrecht schockiert, und erst die Einsicht, dass ich nicht meine Gedanken bin, beruhigte mich wieder ein bisschen.

So wie mir geht es vielen Menschen, die mit Meditation beginnen und dadurch hoffen, das Gedankengeplapper im Kopf zur Ruhe zu bringen. Tatsächlich kann die Meditationspraxis dabei helfen, den Geist zu beruhigen. Mit Yoga-Nidra allerdings gelingt das vielen Menschen deutlich schneller. Indem der Geist während Yoga-Nidra immer wieder an verschiedene Objekte gebunden wird und so beschäftigt bleibt, gelangt man einfach in einen Zustand, in dem sich alle Sinne nach innen kehren und die Gedanken zur Ruhe kommen. Im Kopf bleibt dann nur das Objekt, auf das sich der Geist in dem spezifischen Moment konzentriert. Durch den entstehenden Raum und die Stille kann unser Geist intuitive Eingebungen besser wahrnehmen.

In diesem Kapitel kommen wir noch darauf zu sprechen, wie das Unterbewusstsein so die Chance erhält, sich bemerkbar zu machen.

An dieser Stelle ist mir wichtig, dass du weißt, dass deine Intuition aufgrund der Schwangerschaft ohnehin gesteigert ist. Die Natur hat diesen zusätzlichen Sinn in gewisser Weise geschärft, sodass du die Bedürfnisse deines Babys wie ein Schwamm aufnehmen und so optimal auf es reagieren kannst, sobald es geboren ist.

Die Yoga-Nidra-Übung für die Schwangerschaft habe ich einerseits so kreiert, dass sie all die Vorteile beinhaltet, die auch jede andere Yoga-Nidra Praxis mit sich bringt. Andererseits habe ich einige Übungsteile entwickelt, die spezifisch auf die Bedürfnisse eingehen, die eine Schwangerschaft mit sich bringt. Du lernst also, dich körperlich, mental und emotional zu entspannen, stärkst aber auch deine Intuition und deine Verbindung mit deinem Kind, damit du auf diesem Weg in die Mutterschaft unterstützt bist, so gut es geht.

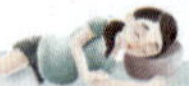

Ablauf von Yoga-Nidra in der Schwangerschaft

Grundsätzliches

Versuche regelmäßig Yoga-Nidra zu praktizieren. In der Schwangerschaft wäre zweimal pro Tag empfehlenswert. Mir ist bewusst, dass das viel ist – aber auch schon fünfmal pro Woche ist wunderbar! Oft fällt das Üben wesentlich leichter, wenn man Yoga-Nidra in den Alltag integriert. Überleg dir, wann du dir diese knappe halbe Stunde einrichten kannst. Als frischgebackene Mama mit Schlafmangel habe ich oft direkt am Morgen praktiziert, als mein Sohn noch schlief, und dann noch einmal, wenn er Mittagsschlaf hielt. Wichtig ist aber, dass das Üben nie zu einem weiteren Punkt auf der To-do-Liste wird. Lass Yoga-Nidra deine persönliche Ruheoase sein: Das, worauf du dich wirklich freust und was dich nährt.

Wenn du Schwierigkeiten hast, am Abend einzuschlafen, empfehle ich dir, Yoga-Nidra nicht mehr nach 14 Uhr zu üben. Die Übung könnte dich zu sehr energetisieren und Schlafdruck abbauen, sodass du am Abend vielleicht nicht mehr beizeiten müde wirst.

Gerade in der Schwangerschaft kommt es sehr häufig vor, dass man während der Übung einschläft. Ich werde deshalb oft gefragt, ob Yoga-Nidra dann seinen Sinn verfehlt. Wer während Yoga-Nidra einschläft, braucht vermutlich die zusätzliche Mütze Schlaf. Auch wird im Schlaf das Unterbewusstsein beeinflusst, und der Sankalpa kann seine Wirkung entfalten. Für die Geburtsvorbereitung hat eine Übung, bei der man einschläft, also durchaus einen Mehrwert. Allerdings geht der spirituelle Nutzen der Übung fast ganz verloren. Es kommt also darauf an, was die Intention der Praxis ist. Wer immer wieder einschläft, dem rate ich oft, Yoga-Nidra zweimal hintereinander zu praktizieren: Das erste Mal wird man vermutlich einschlafen und die eigenen Batterien auffüllen, um so beim folgenden Mal den Zustand des Yoga-Nidra teilbewusst erleben zu können.

Beginn

Um mit Yoga-Nidra zu beginnen, ist es wichtig, es dir wirklich bequem zu machen. Deine Sinne sollen sich komplett aus der Außenwelt zurückziehen. Das geht natürlich nicht, wenn es im Rücken schmerzt oder am Fuß juckt. Achte deshalb wirklich darauf, dass du dich so einrichtest, dass jedes Körperteil seinen Platz gefunden hat und du total loslassen kannst. Das Einrichten vor Yoga-Nidra ist deshalb ein wichtiger Teil und sollte sorgfältig und achtsam gemacht werden. Während der Übung sinkt die Körpertemperatur leicht. Achte deshalb darauf, dass dir warm genug ist.

Versuch dich so einzurichten, dass du dich möglichst nicht mehr bewegen musst. Jedes Mal, wenn du deinen Körper bewegst, regst du das sympathische Nervensystem an, was wir eigentlich vermeiden wollen. Dennoch bin ich der Meinung, dass es nicht von Nutzen ist, in einer unbequemen Position oder mit juckender Nase auszuharren – das kann schließlich auch keine Entspannung fördern. Wenn du dich also bewegen musst, dann tu dies während der Praxis achtsam, und komm dann wieder in eine körperliche Stille.

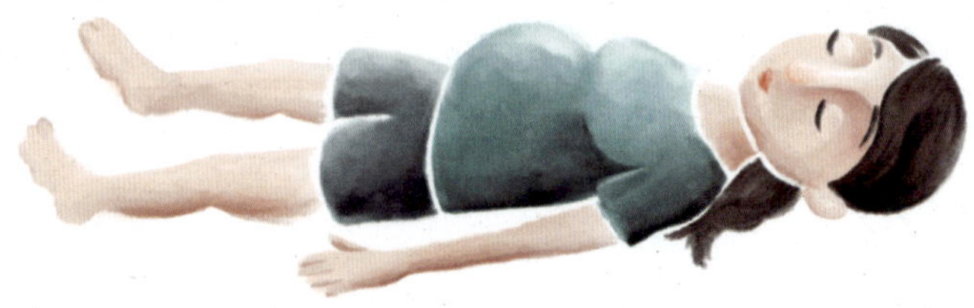

Wenn es dir auf dem Rücken bequem ist und du weniger als 30 Wochen schwanger bist, empfehle ich dir die klassische Shavasana-Lage.

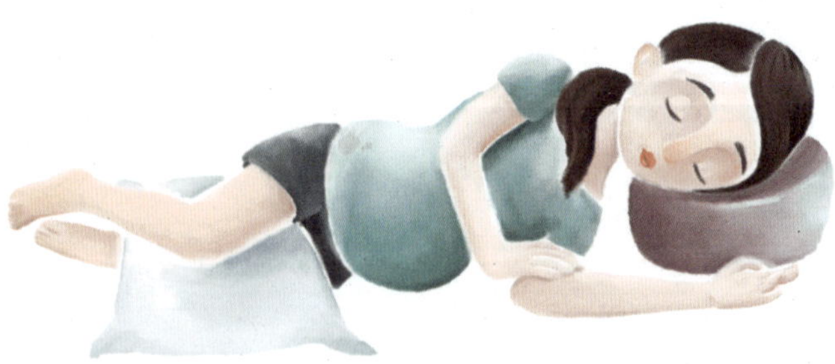

Nach der 30. Schwangerschaftswoche solltest du in seitlicher Lage praktizieren. Achte darauf, dass dein Kopf nicht zu hoch liegt, dass die Beine gut gestützt sind und der Bauch bequem liegt.

Bis zur dreißigsten Schwangerschaftswoche kannst du es dir in *Shavasana*, der Totenstellung, bequem machen.

Wenn dir die Rückenlage schon vor der dreißigsten Schwangerschaftswoche nicht mehr bequem ist, oder wenn du bereits länger als dreißig Wochen schwanger bist, solltest du Yoga-Nidra in einer seitlichen Position praktizieren und darauf achten, dass dein Bauch gut gestützt und dein Rücken entlastet ist. Am besten ist es, sich dazu ein Polster oder eine zusammengerollte Decke zwischen die Knie zu klemmen und Bauch und Kopf leicht mit einer dünnen Decke zu unterstützen.

Oft wird Schwangeren gesagt, dass sie nicht mehr auf dem Rücken liegen dürfen. Der Grund dafür ist, dass die Gebärmutter durch ihr Gewicht auf die große Hohlvene zu drücken beginnt. So fließt das Blut nicht mehr so gut zurück zum Herzen. Die Sauerstoffversorgung sowie der Blutdruck sinken, was du vielleicht bemerkst, weil dir schwindlig wird oder dein Herz zu rasen beginnt. Allerdings ist unser Körper clever: Sobald du merkst, dass dir unwohl wird, drehst du dich instinktiv um und nimmst eine Körperposition ein, die gut ist für dich und dein Kind. Solange du dich auf dem Rücken wohl fühlst, ist die Position ungefährlich. Falls du aber auf Nummer sicher gehen möchtest, könntest du ein zusammengefaltetes Frotteetuch unter die rechte Pobacke legen. Das bewirkt, dass das Becken in eine Schrägstellung kommt, die das Vena-cava-Kompressionssyndrom verhindert.

Falls Gedanken auftauchen – und das tun sie anfangs vermutlich oft –, dann lass sie einfach weiterziehen. Stell dir vor, die Gedanken seien Wolken am Himmel, die du wahrnimmst und dann weiterziehen lässt. Eine andere Technik ist, dich auf die Pausen zwischen den Gedanken zu konzentrieren. So verschiebst du deinen Fokus. Sei immer gut zu dir und ärgere dich nicht über dich, wenn es am Anfang noch nicht immer klappt. Der Geist ist wie ein kleines Kind, das man liebevoll erziehen sollte.

Sankalpa

Wenn du angeleitet wirst, deinen Sankalpa zu wiederholen, dann tu dies immer mit vollem Vertrauen, dass er sich bewahrheiten wird. Setz den Samen in dein Unterbewusstsein und vertrau darauf, dass er Wurzeln schlagen und wachsen wird.

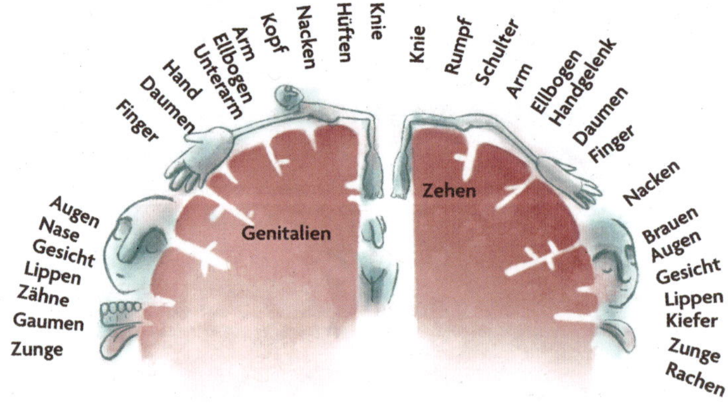

Beim Kreisen der Wahrnehmung entspannen wir nicht die spezifischen Körperteile, sondern ihre entsprechenden Bereiche im Gehirn.

Die Wahrnehmung kreisen lassen

Du beginnst, dein Bewusstsein auf verschiedene Stellen im Körper zu lenken und es so im Körper kreisen zu lassen. Dabei bleibt der Körper absolut still. Diese Technik hilft deinem Geist, sich nunmehr auf ein Objekt zu konzentrieren, nämlich die jeweilige Körperstelle. Die Aufmerksamkeit zieht sich dadurch von den Sinnen zurück, was im yogischen Kontext »Pratyahara« genannt wird. Der Fokus liegt also nicht mehr länger auf dem, was du hörst, siehst, schmeckst, fühlst oder riechst – die Außenwelt wird still. Dadurch wird die innere Welt wirklich wahrnehmbar und lebendig.

Andererseits bewegst du dich mit der inneren Aufmerksamkeit durch den Körper, um das motorische Feld im Gehirn, das beim Empfinden des jeweiligen Körperteils aktiv ist, zu entspannen. Insofern entspannst du nicht bloß das Körperteil, sondern auch das Gehirn.

Diesen neuronalen Weg durchs Gehirn, diese Landkarte, auf der alle Körperstellen liegen, die du während Yoga-Nidra wahrnimmst, wird *motorischer Homunculus* (von lat. *homunculus* = Menschlein) genannt. Weil die Bereiche des motorischen Homunculus, die für die Hand oder das Gesicht stehen, deutlich größer und deshalb sensibler sind als beispielsweise die Bereiche, die für das Knie stehen, verweilen wir länger bei diesen Stellen und spüren detaillierter in diese Bereiche hinein. Die Reihenfolge ist dabei klar definiert. Wie wandern entlang dieser Landkarte im Gehirn.

Durch das Kreisen der Wahrnehmung fühlen wir immer wieder neu in die verschiedenen Körperstellen hinein und nehmen unseren Körper so wahr, wie

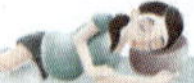

er im Moment ist. So entsteht ein neues Körpergewahrsein, und auch einen erhöhte Sensibilität für Zeichen, die unser Körper schickt. Wer seinen Körper wirklich spürt und kennt, wird auch Anzeichen einer Krankheit sehr früh bemerken.

Wahrnehmen des Babys

An dieser Stelle nimmst du dein Kind bewusst wahr und kreist mit deiner Wahrnehmung durch den Körper deines Babys. Durch den Fokus aufs Kind wird einerseits die Verbindung gestärkt, aber auch die mütterliche Wahrnehmung wird sensibilisiert. Ziel ist es, dadurch schon vorgeburtlich das Bonding zu unterstützen, also eine starke Verbindung zum Kind aufzubauen. Andererseits hilft dir die Übung dabei, dein Kind bewusst wahrzunehmen – physisch wie energetisch.

Verena Schmid, eine bekannte Hebamme, sagt, dass die Gehirnwellen des Babys im zweiten Trimester hauptsächlich im Theta-Bereich schwingen. Laut Schmid fällt der Mutter der Kontakt zum Kind am leichtesten, wenn sie sich im selben Bewusstseinszustand befindet. Wie du bereits gesehen hast, pendeln Praktizierende während Yoga-Nidra zwischen dem Alpha- und dem Theta-Bereich hin und her. Dies würde erklären, warum viele werdende Mamas während Yoga-Nidra einfach »wissen«, wie es ihrem Kind geht.

Atemfokus

Der Atemfokus ist vor allem in der Schwangerschaft hilfreich, um dich stärker mit dem eigenen Atem vertraut und ihn dir wieder bewusst zu machen. Die Atmung ist Teil des vegetativen Nervensystems und so auch mit deinem momentanen Empfinden verknüpft. Durch den Fokus auf den Atem hat der Geist ein Objekt, auf das er sich konzentrieren kann, und wird nicht so schnell abgelenkt. Das hilft dir dabei, tiefer in den meditativen Zustand zu gehen.

Gegensätze

Durch das Empfinden von Schwere werden im Körper die Haltemuskeln gelöst, wodurch sich tiefsitzende Verspannungen lösen können (Swami Satyananda Saraswati: *Yoga-Nidra,* deutsche Ausgabe, 5. Auflage, S. 47). Das Empfinden und Imaginieren von gegensätzlichen Wahrnehmungen lässt den Geist erfahren, dass alles vergänglich ist. Auf die Schwere folgt die Leichtigkeit. Dies ist eine tiefe spirituelle Weisheit, die dabei hilft, sich nicht allzu sehr mit der aktuellen Situation oder dem aktuellen Empfinden zu identifizieren. Der Geist der meisten Menschen versucht Dinge festzuhalten und kreiert dadurch Leid. Wenn wir am eigenen Leib Vergänglichkeit erfahren, können wir lernen, nicht zu sehr an Dingen, Gefühlen oder Momenten festzuhalten. Dieses Erfahren am eigenen Körper kann uns auch im Alltag helfen, mit gegensätzlichen Gefühlen umzugehen und die Ambivalenz unserer Gefühle zu akzeptieren, ohne ihnen ausgeliefert zu sein. Wir können aber auch in leidvollen Momenten darauf vertrauen, dass sie vorübergehen – ein hilfreiches Tool, wenn der Geburtsschmerz den Geist einzunehmen droht.

Satyananda schreibt, dass das bewusste Empfinden von gegensätzlichen Wahrnehmungen verursacht, dass »Nervenkreisläufe in den sich gegenüberliegenden Hemisphären des Gehirns gleichzeitig in Aktion treten, was unter

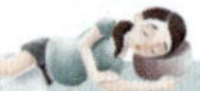

normalen Umständen niemals geschieht.« Ein Nervenschaltkreis entsteht, der im normalen Bewusstsein unvereinbare Empfindungen wie Schwere und Leichtigkeit miteinander verbindet. (Swami Satyananda Saraswati: *Yoga-Nidra,* deutsche Ausgabe, 5. Auflage, S. 49). Oft entstehen dadurch auch gegensätzliche und paradoxe Wahrnehmungen spontan und im Alltag. Diese Erfahrung kann dazu führen, dass sich die Dualität auflöst – dass wir also tief in unserem Inneren spüren, dass alles eins ist, und dadurch ausgeglichen werden und in uns ruhen.

Innere Bilder

Versuch die genannten Bilder in deinem Inneren aufsteigen zu lassen und sie dir tatsächlich vorzustellen. Bilder sind das Kommunikationsmittel des Unterbewusstseins. Du verankerst so Bilder in dir, die deinem Unterbewusstsein gute Impulse in Bezug auf die Schwangerschaft und die Geburt geben. Vielleicht nimmst du auch Bilder deines Unterbewusstseins während des Übens war, die in dir aufsteigen. Versteh sie als Ausdruck deines Unterbewusstseins. Du musst die Bilder nicht zwingend deuten können. Es ist nicht wichtig. Wichtig ist nur, dass sich dein Unterbewusstsein von dem, wofür das Bild repräsentativ steht, befreien durfte.

Abschluss

Nimm dir Zeit, zurück in den Alltag zu kommen, und spür immer noch ein paar Minuten nach. Je nachdem, wie tief du während deiner Praxis weg warst, kann es hilfreich sein, dich bewusst zu erden, bevor du in deinen Alltag zurückkehrst.

Da es sich bei Yoga-Nidra um eine Pratyahara-Technik handelt, in der sich die Sinne ins Innere zurückziehen, kann es sehr hilfreich sein, die Sinne bewusst wieder ins Außen zu bringen.

Hör einen Moment bewusst alle Geräusche in deiner Umgebung. Schmecke den Geschmack in deinem Mund oder iss ein kleines Stück Schokolade. Fühl deine Haut, spür den Kontakt mit deinen Kleidern. Riech an einer Blume oder einem ätherischen Öl.

Für eine Portion zusätzliche Erdung empfehle ich dir, hin und wieder auch barfuß mit Erde in Kontakt zu kommen. Schon fünf Minuten mit nackten Fußsohlen im Garten zu stehen kann Wunder bewirken.

Finde für dich heraus, wann du mit deinem Bewusstsein wirklich ganz im Alltag angekommen bist, und genieß das frische Gefühl, das die Übung hinterlässt.

Tipps

Du kannst während Yoga-Nidra einen sogenannten Anker setzen, also dein Unterbewusstes auf einen bestimmten Zustand konditionieren. Dazu eignen sich verschiedene Tools, ich liebe aber ganz besonders den Duftanker. Du benötigst ein ätherisches Öl, das du magst und das für die Schwangerschaft zugelassen ist. Lavendel oder Neroli eignet sich beispielsweise gut. Verneble den Duft während des Yoga-Nidra. So wird dein Gehirn nach wenigen Malen des Übens die tiefe Entspannung mit dem Duft verbinden. Da Yoga-Nidra zu Pratyahara führt, also dazu, dass sich dein Geist nicht mehr mit den Wahrnehmungen der Außenwelt identifiziert, wirst du den Duft während der Übung vermutlich nicht mehr bewusst wahrnehmen. Dennoch ist dein Unterbewusstes weit geöffnet und wird den Duft mit dem Zustand tiefer Entspannung verbinden. Wenn du während der Geburt ängstlich werden solltest und dich nicht mehr einfach entspannen kannst, dann wird es dir helfen, wenn du ein paarmal an dem Öl schnupperst.

Das Prinzip des Ankers funktioniert aber auch mit allen anderen Sinneswahrnehmungen. So könntest du zum Beispiel ein spezifisches Lied im Hintergrund laufen lassen oder noch besser: »weißes Rauschen«.

Yoga-Nidra während der Geburt

Ablauf der Geburt

Zu wissen, wie eine Geburt abläuft, gibt Sicherheit. Wenn du eine große Wanderung planen würdest, dann würdest du mit Sicherheit im Vorfeld eine Karte studieren und dir überlegen, was du alles brauchst, um möglichst gut am Ende anzukommen. Das solltest du auch vor der Geburt tun. Ich gebe dir in diesem Kapitel einen groben Überblick über den Ablauf einer Geburt. Allerdings ist jede Geburt einzigartig und läuft deshalb nicht nach einem festen Schema ab. Den Fokus lege ich an dieser Stelle darauf, wie dich Yoga-Nidra in den unterschiedlichen Phasen unterstützen kann.

Der Beginn der Geburt

Der Beginn der Geburt macht sich unterschiedlich bemerkbar. In einigen Fällen bemerken die Frauen schon in den Wochen vor dem errechneten Termin, dass der Bauch immer wieder hart wird und irgendwann ein Stück tiefer rutscht. Dafür sind die sogenannten Übungs- und Senkwehen verantwortlich.

Kurz vor der Geburt – das können Stunden oder mehrere Tage sein – verlierst du wahrscheinlich den Schleimpfropf. Er sieht aus wie der Ausfluss, den du vor der Schwangerschaft vielleicht während des Eisprungs verloren hast: fast wie Eiklar, glibberig und fadenziehend. Vielleicht packt dich der typische Nestbautrieb, und du willst das Kinderzimmer noch einmal neu umstreichen. In einigen Fällen springt auch schon die Fruchtblase. Wenn du Fruchtwasser verlierst, ist das noch kein Grund, in Eile ins Krankenhaus zu fahren – dennoch solltest du dich in den nächsten ein bis zwei Stunden untersuchen lassen. Entgegen der Darstellung in vielen Filmen ist der Blasensprung aber nicht zwingend für den Start der Geburt notwendig. Das wirklich eindeutigste Zeichen, dass die Geburt tatsächlich beginnt, sind regelmäßige, stärker werdende Wehen in immer kürzer werdenden Abständen.

Diese erste Phase kann lange dauern. Hier ist es wichtig, dass du nicht gleich aufgeregt in die Klinik fährst, sondern wirklich wartest. Und dieses Warten kann mehrere Stunden oder sogar Tage dauern – sofern die Fruchtblase noch nicht aufgegangen ist. In dieser Zeit ist es wichtig, dass du deine Kräfte schonst. Iss noch einmal richtig gut, lade deine Batterien auf. Und entspann dich, so oft es geht. Wenn du eine Yoga-Nidra-Praxis etabliert hast, ist es sinnvoll, nun mehrmals am Tag Yoga-Nidra zu praktizieren. Lass dich in diesen heilsamen Zustand des erweiterten Bewusstseins hineingleiten und gib bewusst die Kontrolle ab. Du verbindest dich mit deiner inneren Weisheit und gibst deine Kontrolle an diese Kraft in dir und an deine Instinkte ab.

Zuhause

Wenn die Wehen begonnen haben, hast du also oft noch viel Zeit – vor allem, wenn es dein erstes Baby ist. In dieser Phase der Geburt kannst du viel dafür tun, dass sich deine Wehen intensivieren und sich dein Muttermund öffnet. Und wie geschieht das? Indem du dich aktiv entspannst und so Endorphine ausschüttest, sodass sich der Muttermund schneller und einfacher öffnen kann. Tu in dieser Phase also alles, was dich entspannt: Nimm ein warmes Bad, iss Cashewnüsse, dunkle Schokolade oder Datteln, lass dich massieren und hör deine Lieblingsmusik. Und praktiziere Yoga-Nidra! Setz während Yoga-Nidra noch einmal ganz bewusst deinen Sankalpa, der dich durch die Geburt hindurch unterstützen soll.

Wenn deine Wehen intensiver werden, sodass du subjektiv das Gefühl hast, dass sie schon ganz schön heftig sind, ist der Zeitpunkt gekommen, noch einmal ganz bewusst eine Entscheidung zu treffen: Mach dir bewusst, dass die Geburt nun vollends begonnen hat und du jetzt in den Geburtsmodus wechseln solltest, in dem du deinen Intellekt ausschaltest und die Kontrolle deiner weiblichen Urkraft abgibst. Heiße an dieser Stelle den Schmerz willkommen und wehr dich nicht dagegen. Versuch in ihm den Freund zu sehen, der dir dabei hilft, dein Kind auf die Welt zu bringen. Sprich dich mit den Leuten am Geburtsort ab und gib Bescheid, wenn du losfährst.

Die Geburtsarbeit

Nachdem die Wehen stärker geworden sind und du am Geburtsort eingetroffen bist, wirst du als Erstes untersucht. In der Regel wird ein CTG geschrieben und der Muttermund getastet. Danach geht es in das Geburtszimmer, wo du und deine Begleitung bleibt, bis das Baby da ist.

Die regelmäßigen Wehen haben sich vermutlich intensiviert und folgen nun dicht aufeinander. Das ist fordernd – die eigentliche Geburtsarbeit beginnt! In dieser Phase kannst du den Geburtsprozess mit Atmung, Entspannung und Bewegung gut unterstützen.

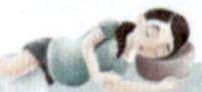

Atmung

Aus meiner Erfahrung ist es sinnvoll, sich im Vorfeld eine Atemtechnik anzueignen und diese so gut zu beherrschen, dass du während der Geburt nicht darüber nachdenken musst, wie genau sie nun funktioniert. Du solltest sie intuitiv beherrschen und anwenden können.

Indem du mit tiefen, ruhigen Atemzügen deinem Nervensystem das Signal vermittelst, dass alles gut und sicher ist, entspannt sich der Körper und schüttet Endorphine aus. Gleichzeitig ist es wichtig, dass du dich und dein Kind mit möglichst viel Sauerstoff versorgst. Die optimale Geburtsatmung besteht also darin, wirklich tief und langsam in Bauch und Brust einzuatmen und dann ganz sanft und langsam möglichst lang auszuatmen. Ich vermittle in meinen Kursen eine Atmung, die sich aus einer klassischen Pranayama-Technik ableitet. Der erste Teil der Atmung besteht aus der vollen yogischen Atmung. Dazu atmest du so ein, dass du zunächst den Bauch füllst, dann den Brustkorb und schließlich hoch bis zu den Schlüsselbeinen einatmest. Die Ausatmung erfolgt durch den Mund. Atme hier aus, so langsam es geht, indem du dir vorstellst, einen dünnen Faden vor dich hinaus in den Raum auszupusten.

Knüpfe deinen Geburts-Sankalpa an deine Atmung und wiederhol ihn bei jedem Ausatmen innerlich. Das wird dir Kraft geben und dich daran erinnern, dass du es schaffst. Ich empfehle dir, die Atemtechnik zusammen mit einem Lehrer zu erarbeiten, da falsche Atmung das Nervensystem eben auch ankurbeln kann. Ich biete meine Technik auch als Online-Kurs an, den du auf meiner Webseite findest: www.yogamama.ch

Entspannung

In dieser Phase hast du zwischen den Wehen keine langen Erholungsphasen mehr. Meistens dauern die Pausen noch zwischen 90 und 120 Sekunden. Dennoch lohnt es sich, den Fokus auf diese Pausen zu setzen und darauf zu achten, dich währenddessen zu entspannen. Lockere in jeder Wehenpause den Kiefer. Das ist wichtig, da er energetisch mit dem Beckenboden verknüpft ist. Wenn der Kiefer und der weiche Bereich im hinteren Teil des Gaumens, den du spürst, wenn du mit der Zunge von den Schneidezähnen aus in Richtung Rachen gleitest – gelöst sind, dann lässt auch der Beckenboden einfacher los. Achte auch darauf, dass du keine Spannung in den Händen und Füßen aufrecht hältst. Gib dein Gewicht in jeder Wehenpause an den Untergrund ab, auf dem du stehst, sitzt oder liegst.

Da die Pausen nur noch einige Sekunden dauern, hast du keine Zeit für eine Runde Yoga-Nidra. Wenn du dich aber durch die Schwangerschaft hindurch mit Yoga-Nidra vorbereitet hast, wird es dir nun viel leichterfallen, dich mithilfe deiner Hormone und deiner Intuition in diesen meditativen Zustand fallen zu lassen. Es lohnt sich, in diesen kurzen Wehenpausen ein schnelles Kreisen der Wahrnehmung durch den Körper zu machen und all die Körperteile bewusst loszulassen. Es kann auch sehr hilfreich sein, sich die Phase der gegenteiligen Wahrnehmung aus dem Yoga-Nidra zunutze zu machen. Stell dir dazu vor, dass du ganz leicht oder schwer wirst, und tauch tief in die verankerte Entspannung ab. Wenn du einen Duftanker gesetzt hast, dann ist es spätestens jetzt sehr hilfreich, den Duft im Zimmer zu zerstäuben oder ihn in ein Taschentuch zu geben und immer wieder daran zu schnuppern, um tiefer in die Entspannung hinabgleiten zu können.

Bewegung

Bewegung ist für die Geburt essenziell, da sie deinem Baby hilft, sich optimal einzustellen und so den Weg aus deinem Bauch in dein Becken zu finden. Versuch also während der gesamten Geburt zu vermeiden, auf dem Rücken zu liegen, sofern es deinem Baby und dir gutgeht und die Hebammen nichts anderes vorschlagen. Eine Frau, deren Kind sich richtig einstellt, gehört nicht auf den Rücken. Leider ist die Rückenlage als normale Geburtposition in unseren Köpfen verankert. Dabei wurde sie in Zeiten etabliert, als man Frauen betäubte und Ärzte so bessere Sicht hatten, um das Kind zu entbinden. Heute sieht die Realität zum Glück wieder anders aus, und Frauen dürfen ihre Kinder wieder aktiv gebären – allerdings gibt es noch immer einige Überbleibsel aus jenen Zeiten. Versuch also auf deine innere Stimme zu hören: Dein Körper weiß, wie er sich bewegen muss, um deinem Kind zu helfen. Tendenziell lehnen sich Frauen in den Wehen nach vorne. Hier kann es auch helfen, wenn dein Partner dein Kreuz massiert oder Druck darauf ausübt.

Der Moment, der von vielen Frauen als der intensivste während der Geburt beschrieben wird, ist der Augenblick, wenn sich der Muttermund vollständig öffnet. Hier braucht es noch einmal richtig viel Mut und ein großes Ja zur Intensität der Geburt. Ein Ja zum Mamawerden. Ein Ja zum Kind. Ein Ja, komplett loszulassen.

Das Baby und die Plazenta gebären

Wenn der Muttermund komplett eröffnet ist, rutscht das Baby ins Becken. Weil der Babykopf auf den Darm drückt, entsteht bei jeder Wehe ein Bedürfnis zu pressen. Viele Frauen haben deshalb auch das Gefühl, dass das Kind »hinten« rauskommt. Die Bauchmuskeln und das Zwerchfell helfen jetzt deiner Gebärmutter dabei, dein Kind Stück für Stück tiefer nach unten zu schieben. Das Baby muss nun durchs Becken und durch die Scheide, um geboren zu werden. Gib deinem Körper nun vollends das Szepter in die Hand und schieb dein Kind mit jeder Wehe nach unten. Durch Denken ist noch kein Kind zur Welt gekommen. Jetzt zählt nur noch der Mut, den Körper komplett loszulassen und ihn machen zu lassen. Erst wird der Kopf des Babys geboren, und nach einer kurzen Wehenpause der restliche Körper.

Gefühlt ist nun die Geburt vorbei – die Schmerzen sind weg, das Glück ist riesig, oft auch die Fassungslosigkeit. Nun wird auch die Plazenta geboren. Wenn die Nabelschnur auspulsiert ist, wird abgenabelt. Du hast es geschafft!

Sonderfall Bauchgeburt

Oft kann ein Kaiserschnitt vermieden werden, wenn man frühzeitig gegensteuert. Das abzuschätzen liegt aber nicht an dir, sondern ist die Aufgabe der Hebamme. Sie wird dich bitten, eine andere Position einzunehmen, damit dein Baby sich besser einstellen kann. Viele Kaiserschnitte werden gemacht, weil die Geburt nicht mehr voranschreitet. Wie du bereits weißt, ist das oft der Fall, wenn sich der Körper nicht mehr sicher und wohlfühlt und übermäßig in den Flucht-, Kampf- oder Erstarrungsmodus wechselt. Auch hier kann deshalb Yoga-Nidra präventiv Wunder wirken, damit die Bauchgeburt vermieden werden kann. Manchmal kann ein Kaiserschnitt aber nicht vermieden werden.

Der geplante Kaiserschnitt

Ein Kaiserschnitt wird im Vorhinein geplant, wenn eine Frau keine vaginale Geburt haben möchte oder wenn ihr aus medizinischen Gründen von einer vaginalen Geburt abgeraten wird.

Falls du bereits weißt, dass du dein Kind per Kaiserschnitt bekommen wirst, lohnt es sich dennoch, dich mit Yoga-Nidra vorzubereiten. Du hast bereits erfahren, wie Yoga-Nidra das vorgeburtliche Bonding unterstützt. Dieser Effekt kann dir besonders bei einer Bauchgeburt helfen: Die meisten geplanten Kaiserschnitte werden vor dem errechneten Termin angesetzt. Das bedeutet, dass die Geburt beginnt, obwohl das Kind noch keine Zeichen an den mütterlichen Körper gesendet hat, dass es bereit ist, geboren zu werden. Es wird meist nicht abgewartet, bis die Mama von sich aus Wehen bekommt. Aus diesem Grund schüttet der Körper auch keine Geburtshormone aus, die das Bonding nach der Geburt unterstützen. Je mehr Yoga-Nidra du praktizierst, desto mehr verbindest du dich innerlich mit deinem Kind und hilfst deinem Körper, sich auf dein Baby einzustellen.

Nach der Geburt solltest du ganz viel Zeit mit deinem Baby mit Kuscheln verbringen und viel Haut-auf-Haut–Kontakt haben, sodass eure Körper die Bindungshormone ausschütten.

Sekundärer Kaiserschnitt

Die allermeisten Kaiserschnitte sind sogenannte sekundäre Sectiones (Einzahl: Sectio). Das bedeutet, dass die Frau eigentlich eine vaginale Geburt möchte, aber im Verlauf des Geburtsprozesses entschieden wird, dass die Geburt per Kaiserschnitt beendet wird. Der häufigste Grund, die natürliche Geburt auf diese Weise abzubrechen, ist der sogenannte Geburtsstillstand, vom dem du ja schon oft gelesen hast. Das medizinische Personal spricht dann von einem Geburtsstillstand, wenn sich während zwei Stunden nichts mehr tut. Doch wie bereits mehrfach erklärt, kann man sehr viel tun, um die Geburt wieder in Gang zu bringen. Wenn der Körper nicht mehr weiter gebären möchte, weil er erschöpft oder verängstigt ist, hilft Entspannung oftmals sehr, sodass nach ruhigen Atemzügen, einem Szenenwechsel oder nachdem ein Mensch den Raum verlassen hat, den man als unangenehm wahrgenommen hat, die Wehen ganz von alleine wiederkommen.

Manchmal kommt es auch zum Geburtstillstand, weil das Kind sich nicht optimal einstellen möchte. Hier hilft dir die Hebamme, indem sie dich anweist, spezifische Körperpositionen einzunehmen.

Oft verwechseln Gebärende den sekundären Kaiserschnitt mit dem Notkaiserschnitt. Bei einem sekundären Kaiserschnitt kommt die Hebamme gemeinsam mit der Frau überein, dass es keinen Sinn hat, noch weiter zuzuwarten und auf natürliche Weise fertigzugebären. Vielleicht ist die gebärende Frau schon derart erschöpft, dass es einfach nicht mehr geht. Allerdings handelt es sich beim sekundären Kaiserschnitt nicht wirklich um einen Notfall. Meistens hat das Klinikpersonal noch Zeit, um die Gebärende in aller Ruhe für die Operation vorzubereiten, den Ablauf zu erklären und auch die Begleitperson einzubeziehen. In den allermeisten Fällen ist keine Vollnarkose nötig, und die Frau erlebt die Bauchgeburt ihres Kindes bei vollem Bewusstsein mit.

Yoga-Nidra während des geplanten oder sekundären Kaiserschnittes

Ein Kaiserschnitt ist eine Operation. Beim geplanten und beim sekundären Kaiserschnitt erlebst du diesen Eingriff in der Regel bewusst mit. Ein Sichtschutz verhindert, dass du direkten Einblick in das erhältst, was gerade vor sich geht. Dennoch wirst du vermutlich eine Dehnung und ein leichtes Rumpeln im Bauch spüren, auch wenn du schmerzfrei bist. Auch die Gerüche können für einige Frauen, vor allem aber für die Geburtsbegleiter, intensiv sein, weil die Frau Blut verliert. Dazu kommt, dass viele Frauen, die sich eigentlich eine vaginale und natürliche Geburt gewünscht haben, im Moment der Bauchgeburt enttäuscht und emotional aufgeladen sind.

Auch in dieser Situation empfehle ich dir deshalb, mit Yoga-Nidra zu arbeiten.

Kreise mit deinem Bewusstsein durch den Körper, um dich bewusst zur Ruhe zu bringen und auch hier Endorphine auszuschütten. Du signalisierst deinem Baby so: Alles ist in Ordnung. Es ist sicher. Du darfst jetzt kommen. Ich rate vielen meiner Klientinnen auch, innerlich mit dem Kind Kontakt aufzunehmen und ihm zu erklären, was nun geschehen wird. Du kannst dies nach dem Kreisen der Wahrnehmung tun; dann, wenn du dein Baby visualisierst.

Anbei ein Vorschlag, was du deinem Kind sagen könntest:

> *Mein liebes Kind, ich bin so stolz auf dich. Wir beide haben es fast geschafft. Nun bekommen wir noch etwas Hilfe, um den letzten Schritt zu gehen. In wenigen Minuten wird es bei dir ganz hell werden. Eine liebevolle Hand hilft dir aus meinem Bauch heraus. Draußen wird es vielleicht kurz etwas kalt. Und wahr-*

scheinlich kommt dir die Welt auch sehr laut vor. Aber ich will, dass du weißt, dass ich da bin. Du wirst noch schnell warm eingepackt und kommst dann gleich zu mir [sofern das Bonding von dir gemacht werden kann]. Wir kuscheln dann gleich ganz doll, und ich freue mich schon riesig, dich endlich sehen zu können. Ich bin stolz auf dich. Du hast das so toll gemacht. Ich liebe dich.

Notkaiserschnitt

In meinen Yoga-Mama-Kursen erzählen Teilnehmerinnen oft von ihren Freundinnen, die eben einen Notkaiserschnitt hatten, und fragen, wie sie selbst ihn vermeiden können. Tatsächlich beläuft sich die Notkaiserschnittrate auf etwas unter ein Prozent. Das bedeutet, dass etwa 0,8 % aller Gebärenden tatsächlich einen solchen notfallmäßigen Kaiserschnitt benötigen.

Im Unterschied zum geplanten Kaiserschnitt oder der sekundären Sectio ist der Notkaiserschnitt dagegen ein Kaiserschnitt, bei dem es oft um Leben und Tod von Mama oder Kind geht und bei dem vor allem eins wichtig ist: dass es schnell geht. Deshalb wird hier die Frau nur noch minimal darüber aufgeklärt, wie der Eingriff nun abläuft, und dann meistens in Vollnarkose versetzt. Der Notkaiserschnitt geht schnell: Nach etwa fünf bis zehn Minuten sollte das Baby auf der Welt sein.

Yoga-Nidra als Mama

Geboren wird nicht nur das Kind durch die Mutter,
sondern auch die Mutter durch das Kind.
– Gertrud von Le Fort –

Herzlichen Glückwunsch zur Geburt deines Kindes! Du hast die Geburt hinter dich gebracht und bist jetzt in der Mutterschaft angekommen. Vielleicht fühlt sich diese Tatsache noch etwas unwirklich an. Verständlich, denn dein Körper und dein Geist machen gerade auch eine wirklich große Veränderung durch!

In meinen Geburtsvorbereitungskursen bespreche ich auch das Wochenbett kurz mit meinen Teilnehmerinnen. Allerdings fehlt uns oft die Zeit, um vertieft ins Thema einzutauchen. Oft denke ich bei mir, dass ein Wochenbettkurs beinahe so wichtig wäre wie ein Geburtsvorbereitungskurs. Viele Frauen nehmen sich in der Schwangerschaft bewusst Zeit, um diese besondere Zeit zu genießen, um sanft und achtsam mit sich umzugehen. Sie besuchen Schwangerschaftsyoga und Wassergymnastik, ernähren sich bewusst und erlernen die Geburtsatmung. Wenn das Baby aber da ist, verändert sich das Leben schlagartig, und viele Frauen haben große Schwierigkeiten, mit der neuen Situation zurechtzukommen.

In diesem Kapitel möchte ich dir deshalb einen groben Überblick über die Veränderungen geben, die dir nach der Geburt deines Kindes bevorstehen.

Körperliche Veränderungen

Im Moment der Geburt haben mit deinem Kind auch die Plazenta und jede Menge Fruchtwasser deinen Bauch verlassen. Zurück bleibt also dein Bauch, der sich nun leer und vielleicht auch ausgeleiert anfühlt. Im Bauch ist viel geschehen. Die Bauchmuskulatur ist zur Seite gerückt und hat deinem Baby Platz gemacht. Die Bauchorgane haben sich verschoben. Der Beckenboden hat einige Kilos Gewicht mehr getragen. Bis alles wieder am angestammten Ort ist, wird einige Zeit vergehen müssen. Die Organe wandern nun langsam wieder an ihren Platz, die Bauchmuskulatur schließt sich wieder, und der Beckenboden bildet sich wieder zu seiner ursprünglichen Form und Größe zurück. Es kommt teilweise zu schmerzhaften Nachwehen, weil sich deine Gebärmutter immer wieder zusammenzieht. Doch bis dies geschehen ist, wirst du deinen Körper anders wahrnehmen. Dir fehlt vermutlich die bisherige Stabilität, die von deiner Körpermitte ausgegangen ist.

Als die Plazenta geboren wurde, hat das Organ eine handtellergroße Wunde im Bauch hinterlassen, die du jetzt daran bemerkst, dass du blutest. Der sogenannte Wochenfluss kann am Anfang sehr stark sein und wird dich gute vier Wochen lang begleiten. Je nachdem, wie die Geburt deines Kindes verlaufen ist, hast du vielleicht eine Damm- oder Schamlippenverletzung. Das Sitzen kann anfangs unangenehm sein.

Viele Frauen bekommen Haarausfall. Das hat mit der hormonellen Umstellung zu tun. Dein Körper muss keine Schwangerschaft mehr aufrechterhalten und stellt nun ganz darauf um, ein Kind zu ernähren. Deine Brüste beginnen

Milch zu produzieren. Einige Tage nach der Geburt kommt es zum Milcheinschuss. Stillen kann eine wunderschöne Sache sein. Manchmal ist es aber nicht so leicht, wie es die Werbung suggeriert. Und: Eine gute Stillbeziehung zu etablieren braucht Geduld! Etwa sechs Wochen benötigt der Körper durchschnittlich, bis das Angebot und die Nachfrage übereinstimmen.

Innere Veränderungen

Die körperlichen Veränderungen machen vielen Frauen zu schaffen. Sie fühlen sich zunächst fremd im eigenen Körper und machen sich darüber Gedanken, wann er sich wieder anfühlen wird wie der eigene. Dazu kommen die hormonellen Veränderungen, die einen großen Effekt auf das Wohlbefinden haben können.

So kommt es bei vielen Frauen wenige Tage nach der Geburt zum sogenannten Baby-Blues. Ich erinnere mich noch genau an diesen schrecklichen Tag, an dem ich in der Badewanne lag und nichts als Leere fühlte. Der Baby-Blues fühlt sich wie eine depressive Verstimmung an, geht aber nach wenigen Stunden bis Tagen vorüber. Wichtig ist, dass man ein Auge darauf hat, dass sich die Stimmung wirklich bessert. Denn die sogenannte Wochenbettdepression ist kein Mythos und fühlt sich manchmal ähnlich an wie der Baby-Blues. Eine Wochenbettdepression sollte unbedingt ernst genommen werden, und sie kann gut behandelt werden. Wenn du den Verdacht hast, an einer Wochenbettdepression erkrankt zu sein, solltest du dir Hilfe holen. Frag dazu am besten bei der Hebamme oder Gynäkologin nach und besteh darauf, dass man dich mit einer Fachperson zusammenbringt. Die Symptome:

Du fühlst dich dauerhaft überfordert und bist sehr reizbar oder weinerlich.

- Du fragst dich immer wieder, wieso du nur Mutter geworden bist. Wenn du könntest, würdest du es ungeschehen machen.
- Du wünschst dich weg.
- Du fühlst dich mit deinem Kind nicht verbunden.
- Du fühlst dich schuldig.
- Du bist schlaflos, auch wenn dein Kind schläft.
- Deine Symptome halten schon mehr als eine Woche an und bessern sich nicht.

Achtsam durchs Wochenbett

Die körperlichen Veränderungen, aber auch die psychischen Herausforderungen bringen einige Frauen im Wochenbett an ihre Grenzen. Glücklicherweise gibt es aber einige Möglichkeiten, sich aufs Wochenbett vorzubereiten, sowie gewisse Rahmenbedingungen, die ein harmonisches Wochenbett unterstützen.

1. Ruhe!

Versuch dir so viel Ruhe wie möglich zu gönnen. Bleib, so lange es geht, im Bett. Schlafe, döse und ruh dich aus. Nutz die erste Phase, um dein Baby kennenzulernen und mit ihm zu schmusen.

2. Limitiere Besuch!

Damit du wirklich zur Ruhe kommen kannst, solltest du Besuch so gering wie möglich halten. Natürlich wollen Familie und Freunde den neuen kleinen Erdenbürger kennenlernen, aber dafür ist auch noch in einigen Wochen Zeit. Die meisten Frauen fühlen sich im Wochenbett nicht wohl und sind vulnerabel.

Überleg dir also gut, ob du den Schwiegervater um dich haben willst, wenn du erste Stillversuche machst oder dich wie ein Häufchen Elend fühlst.

3. Lerne, Nein zu sagen und das Nein zu delegieren!
Sag Nein, wenn der Besuch vorschlägt, noch einen kurzen gemeinsamen Spaziergang zu machen. Sag Nein, wenn jemand dein Baby halten will und dir das nicht recht ist. Sag Nein, wenn du den Besuch nicht möchtest, oder gib das Nein an deinen Partner oder deine Partnerin ab. Im Wochenbett solltest du für dich einstehen können, ohne Diskussionen führen oder Kämpfe ausfechten zu müssen.

4. Fühle!
Gefühle sind da, um gefühlt zu werden. Und doch beschließen wir, viele Gefühle lieber zu verdrängen oder sogar zu bewerten. Statt die Trauer darüber zu fühlen, dass unser altes Leben nun vorbei ist und wir beispielsweise nicht mehr so bald mit Freundinnen übers Wochenende wegfahren können, verurteilen wir uns für diese Gefühle. Wir unterdrücken die Gefühle, die unser Körper bräuchte, um das Kapitel zu Ende kommen zu lassen, und bauen Stellvertretergefühle wie Wut oder Scham auf. Sei dir bewusst, dass die Mutterschaft viele Gefühle mit sich bringt – auch solche, von denen wir meinen, dass eine Mutter sie nicht fühlen sollte. Gib diesen Gefühlen einen Raum in deinem Herzen und nimm sie an. Sie werden dann gehen, wenn du dich genug mit ihnen befasst hast.

6. Geh deinen Weg!
Frischgebackene Mamas werden mit Tipps und Ratschlägen überhäuft. Oft bekommt man so auch widersprüchliche Informationen. Das kann sehr verunsi-

chern. Versuch dich weiterhin auf dein Bauchgefühl zu verlassen und hol dir Rat bei deinen Vertrauenspersonen ein, deren Meinung du wirklich schätzt oder die das entsprechende Fachwissen haben. Es gibt in den allermeisten Fällen kein »richtig« und kein »falsch«. Es gibt nur den individuellen Weg als Mama, der für dich und dein Kind stimmt und funktioniert.

Yoga-Nidra im Wochenbett

Die Zeit nach der Geburt ist naturgemäß eine Zeit des krassen Wandels und der Umwälzung. Das Wochenbett ist auch eine Zeit der Trauer und des Loslassens: Wir trauern um das frühere Leben, das nun zu Ende gegangen ist. Wir trauern um alternative Lebensideen, darum, etwas aufzugeben, zu verpassen, zu vermissen. Wir trauern um das Ende der Schwangerschaft. Auf gewisse Weise haben wir jetzt unsere Unschuld wirklich verloren. Wir haben erlebt, was Geburt bedeutet und welche Kraft in uns steckt.

Was folgt, ist eine Zeit der Unsicherheit, in der wir in die Mutterrolle hineinwachsen. Eine Zeit, in der unsere Bedürfnisse zu kurz kommen und wir uns gänzlich diesem neuen Lebewesen hingeben, es nähren – emotional und im wahrsten Sinne des Wortes. Bei den meisten Frauen kommen die Grundbedürfnisse zu kurz. Wir schlafen zu wenig, ernähren uns nicht mehr bewusst, uns fehlt Zeit für körperliche Bewegung und mentale Pausen. Unser Selbstbewusstsein in der Mutterrolle ist noch nicht entwickelt, wir lernen unser Kind erst kennen, finden heraus, wie man es am besten beruhigt, stillt oder wickelt.

Es ist aber auch eine Zeit der Dankbarkeit und der tiefen Ehrfurcht vor dem Prinzip des Lebens und unserer Urnatur.

Ich habe eine Yoga-Nidra-Übung kreiert, die dir in diesem ambivalenten Gefühlsleben ein sicherer Ort sein soll. Ich möchte dir damit einen Raum schaffen, der nur dir gehört, in dem du bei dir ankommen kannst und in dem all deine ambivalenten Gefühle einen Platz haben. Die Yoga-Nidra-Praxis soll dir im Wochenbett dabei helfen, vom alten Leben bewusst Abschied zu nehmen, deine Gefühle anzunehmen und dein Selbstbewusstsein als Mama aufzubauen. Du sollst zur Ruhe kommen dürfen, dein Nervensystem beruhigen und dich mit deinem höheren Selbst verbinden. Du sollst ein Tool haben, um mit der zermürbenden Müdigkeit umgehen zu können. Du sollst heilen dürfen.

Yoga-Nidra-Texte

Unter folgendem Link kannst du dir die geführten Yoga-Nidra-Übungen herunterladen:
https://www.windpferd.de/yoga-nidra-schwangerschaft-downloads
User: yoga-nidra · PWD: CDeG.3j8VZR9
oder ganz einfach den QR-Code einscannen, um mit deiner eigenen Praxis zu beginnen.

Yoga-Nidra für die Schwangerschaft

Willkommen zu Yoga-Nidra!

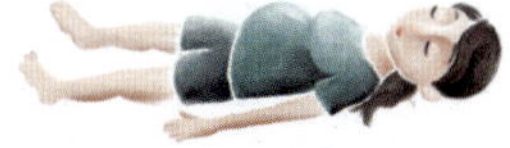

Leg dich auf einer Matte oder auch in deinem Bett auf den Rücken in *Shavasana*, der Totenstellung, oder – wenn du nicht mehr auf dem Rücken liegen kannst oder bereits länger als dreißig Wochen schwanger bist – auf die Seite.

Du kannst eine Decke dünn falten und als Kopfkissen benutzen.

Platziere ein Kissen oder Polster zwischen den Knien, wenn du auf der Seite liegst und der Babybauch bereits groß ist, damit du bequem liegst.

Achte darauf, dass deine Kleider dich nicht einengen und dass du bequem auf der Matte liegst. Dir sollte während der ganzen Übung warm sein; überprüfe, ob du dich zudecken willst.

Wenn du auf dem Rücken liegst, heb den Kopf noch einmal an, sodass das Kinn zur Brust zeigt, und leg ihn dann langsam und ganz gerade ausgerichtet auf den Boden zurück.

Deine Füße liegen hüftbreit auseinander, die Zehen fallen locker nach außen.

Deine Arme sind ein Stück weit vom Rumpf entfernt, die Handflächen zeigen nach oben, und die Finger sind sanft eingerollt.

Wenn du auf der Seite liegst, dann achte darauf, dass du möglichst bequem liegst, dass du deinen Rücken entspannen kannst und dass dein Bauch genügend gestützt ist. Du solltest möglichst loslassen können.

Bleib während der ganzen Übung möglichst bewegungslos liegen.

Wenn du einen Platz für jedes Körperteil gefunden hast, kannst du jetzt deine Augen schließen.

Halt die Augen bis zum Ende der Übung geschlossen. Du wirst dann aufgefordert, sie wieder zu öffnen.

Nimm jetzt einen tiefen Atemzug.

Bleib mit deiner Aufmerksamkeit während der nächsten Atemzüge bewusst beim Einatmen und beim Ausatmen. Du kannst dich ganz auf die Bewegung der Bauchdecke oder der Brust konzentrieren.

Bleib während dieser Übung wach.

Fass den Vorsatz: Ich bleibe während der ganzen Übung wach.

Bleib einfach bequem und entspannt liegen und folge den Anweisungen.

Wenn in deinem Kopf Gedanken auftauchen, dann konzentrier dich auf die Pausen zwischen den Gedanken.

Erlaub dir, ganz ruhig zu werden.

Bring deine Aufmerksamkeit jetzt noch einmal ins Außen und sieh vor deinem inneren Auge den Raum, in dem du liegst.

Sieh den Boden und die Decke. Sieh die verschiedenen Möbel. Sieh dich aus der Vogelperspektive.

Sieh deine Kleider, die Farben der Kleidung und deinen Gesichtsausdruck.

Bring deine Aufmerksamkeit jetzt noch einmal zu den Geräuschen in deiner Umgebung. Beweg dich von einem Geräusch zum nächsten und versuch die Geräusche nicht zu interpretieren. Hör einfach hin.

Bring deine Aufmerksamkeit jetzt zu dem Geräusch, das dir am nächsten ist: zu deinem eigenen Atem.

Wechsle jetzt vom Hören des Atems zum Fühlen. Nimm wahr, wie der Atem den Körper bewegt.

Sei ganz bei den Bewegungen, die dein Atem verursacht.

Komm jetzt zu deinem eigenen Sankalpa oder wiederhole drei Mal innerlich:
„Ich vertraue meinem Körper, meinem Kind und der weiblichen Urkraft."

Sag jetzt diesen Vorsatz dreimal innerlich für dich auf.

Dieser Vorsatz wird sich in deinem Leben verwirklichen. Den Samen hast du soeben gesät.

Gleich unternehmen wir eine Reise durch den Körper. Bleib dabei aufmerksam, aber konzentrier dich nicht zu angestrengt.

Bring die Aufmerksamkeit zu den folgenden Körperteilen:
Rechte Hand, Daumen, Zeigefinger, Mittelfinger, Ringfinger, kleiner Finger, rechte Handinnenfläche, Handrücken, Handgelenk; Unterarm, Ellenbogen, Oberarm, Schulter, rechte Achselhöhle; Taille, rechte Hüfte, Oberschenkel, Knie, Unterschenkel; Fußgelenk, Ferse, Fußsohle, rechte große Zehe, zweite Zehe, dritte Zehe, vierte Zehe, kleine Zehe.

Alle Zehen des rechten Fußes.

Der ganze rechte Fuß.

Die ganze rechte Seite.

Bring die Aufmerksamkeit zu den folgenden Körperteilen:
Linke Hand, Daumen, Zeigefinger, Mittelfinger, Ringfinger, kleiner Finger, linke Handinnenfläche, Handrücken, Handgelenk; Unterarm, Ellenbogen, Oberarm, Schulter, Achselhöhle; Taille, linke Hüfte, Oberschenkel, Knie,

Unterschenkel; Fußgelenk, Ferse, Fußsohle, linke große Zehe, zweite Zehe, dritte Zehe, vierte Zehe, kleine Zehe.

Alle Zehen des linken Fußes.

Der ganze linke Fuß.

Die ganze linke Seite.

Bring die Aufmerksamkeit jetzt zur Rückseite des Körpers:
Beide Fersen, Waden, Kniekehlen, Rückseite der Oberschenkel, ganzes Gesäß; die ganze Wirbelsäule; rechtes und linkes Schulterblatt; Nacken, Hinterkopf.

Die ganze Rückseite des Körpers.

Bring die Aufmerksamkeit jetzt zu
Scheitel, Stirn, Augenbrauen, Schläfen, Augen, Nase, Wangen, Ohren, Oberlippe, Zunge, harter Gaumen, weicher Gaumen, Unterkiefer, Unterlippe, Kinn; Hals, Brust, Bauch, Becken; Vorderseite der Oberschenkel, Knie, Schienbeine, alle Zehen.

Die ganze Vorderseite des Körpers.

Bleib wach, aufmerksam und ruhig.

Bring jetzt die Aufmerksamkeit zum ganzen Bauch. Sieh vor deinem inneren Auge, wie die Bauchdecke immer durchsichtiger wird. Sieh dein Kind, wie es in deinem Bauch liegt.

Es liegt mit dem Kopf nach unten, in der typischen Embryostellung. Sein Rücken wölbt sich entlang deiner Bauchdecke. Der Po des Kindes ist gleich unterhalb deines Herzens.

Bring jetzt die Aufmerksamkeit zu den Körperstellen deines Kindes, die genannt werden. Stell dir vor, dein Baby dort ganz sanft zu berühren und Liebe hinzuschicken. Die Aufmerksamkeit wird zu einem Energiestrom, der dein Kind sanft berührt:

Bring die Aufmerksamkeit zu den Füßchen, den angezogenen Beinen, zum ganzen, gewölbten Rücken; zu Nacken, Kopf, Stirn, Augen, Nase, Wangen, Lippen, Hals; Brust, Bauch; zu den angezogenen Armen, den eingerollten Händen, zu den Fingernägelchen.

Bring deine liebende Aufmerksamkeit jetzt zum Herz deines Kindes. Sieh das Herz schlagen.

Stell dir jetzt einen Faden aus Licht vor, der dieses Herz mit deinem Herzen verbindet.

Wie lang ist der Faden? Welche Farbe hat er? Wie sieht er aus?

Nimm jetzt wahr, wie jede Einatmung von deinem Herzen ins Herz deines Kindes fließt.

Jede Ausatmung fließt vom Herzen deines Kindes zurück in dein Herz.

Einatmen: Von dir, zum Kind, Ausatmen: Vom Kind in dein Herz zurück. So seid ihr verbunden. Verbunden durch den Atem. Der Atem der Mama ist auch der Atem des Kindes. Löse dich nun langsam von diesem Bild.

Bring die Aufmerksamkeit nun zurück in deinen Körper und sieh, wie die Bauchdecke immer blickdichter wird. Du weißt, dass dein Kind völlig behütet in deinem Bauch liegt.

Bring die Aufmerksamkeit jetzt zu den folgenden Körperteilen:

Rechtes Bein, linkes Bein, beide Beine; rechter Arm, linker Arm, beide Arme; Oberkörper, Kopf.

Nimm jetzt deinen ganzen Körper wahr.

… den ganzen Körper …

… den ganzen Körper …

Bleib wach, aufmerksam und ruhig.

Der Körper liegt ruhig auf der Unterlage.

Sieh vor dem inneren Auge, wie dein Körper ruhig und entspannt auf der Unterlage liegt.

Bring jetzt die Aufmerksamkeit zum Atem.

Nimm wahr, wie du ein- und ausatmest.

Verändere nichts am Atemrhythmus.

Bleib mit der Aufmerksamkeit beim Einatmen und beim Ausatmen.

Konzentrier dich jetzt auf die Bewegungen des Bauches.

Achte darauf, wie sich der Bauch bei jedem Einatmen hebt und bei jedem Ausatmen senkt.

Bleib mit der Aufmerksamkeit bei deinem Bauch.

Jetzt zähle im Rhythmus der Atmung von 27 an rückwärts:
Einatmen, ausatmen: 27
Einatmen, ausatmen: 26
Einatmen, ausatmen: 25
Mach in deinem eigenen Atemrhythmus so weiter.

Löse dich jetzt vom Zählen der Atmung.

Lass nun das Gefühl von Schwere entstehen. Der ganze Körper wird schwer, als wäre er aus Stein.

Fühl jetzt, wie der Körper ganz leicht wird. Der ganze Körper wird leicht wie eine Feder.

Komm nun wieder zurück zum normalen Körperempfinden.

Stell dir jetzt die folgenden Wörter vor dem Inneren Auge ganz lebhaft vor:
Sonnenaufgang;
Meereswellen, die an den Strand spülen, Meereswellen, die an den Strand spülen, Meereswellen, die an den Strand spülen;

reife Trauben;
Vollmond;
die Wurzeln eines Baumes, die tief in die Erde reichen;
eine sich entfaltende Rosenblüte.

Wiederhol jetzt dreimal für dich deinen eigenen Sankalpa oder den Vorsatz: *„Ich vertraue meinem Körper, meinem Kind und der weiblichen Urkraft.“*

Dieser Vorsatz wird sich in deinem Leben verwirklichen.

Komm jetzt mit deiner Aufmerksamkeit zu deinem Körper zurück.

Dein Körper liegt ganz entspannt auf der Unterlage: Du atmest ruhig ein und aus. Nimm jetzt alle Geräusche in deiner Umgebung wahr.

Mach dir ein Bild vom Raum, in dem du liegst. Orientier dich.

Lass die Augen noch geschlossen.

Nimm jetzt einen vollen Atemzug. Spür, wie der Atem Bewegung in deinen Körper zurückbringt.

Fang langsam an, deine Hände und Füße zu bewegen.

Beweg auch deine Arme und Beine.

Räkle und streck dich ohne Eile.

Öffne jetzt die Augen.

Yoga-Nidra fürs Wochenbett

Willkommen zu Yoga-Nidra!

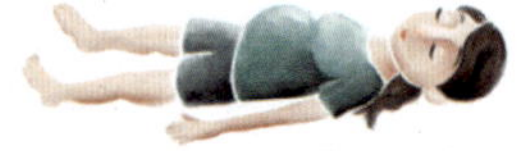

Leg dich auf einer Matte oder auch in deinem Bett auf den Rücken in *Shavasana*, der Totenstellung.

Deine Knie sind etwas weiter als hüftbreit auseinander, die Füße und Zehen fallen locker nach außen.

Die Arme liegen ein Stück weit vom Rumpf entfernt, die Handflächen zeigen nach oben, und die Finger sind sanft eingerollt.
Achte darauf, dass deine Kleider dich nicht einengen und dass du bequem auf der Matte liegst. Wichtig ist, dass dir während der ganzen Übung warm genug ist.

Bleib während der ganzen Übung möglichst bewegungslos liegen.

Schließ jetzt die Augen.
Halt die Augen bis zum Ende der Übung geschlossen. Du wirst dann aufgefordert, sie wieder zu öffnen.

Nimm einen tiefen Atemzug.

Bleib mit deiner Aufmerksamkeit während der nächsten Atemzüge bewusst beim Einatmen und beim Ausatmen. Du kannst dich ganz auf die Bewegung der Bauchdecke oder der Brust konzentrieren.

Bleib während der Übung wach.
Fasse den Vorsatz: Ich bleibe während der ganzen Übung wach.

Bleib einfach bequem und entspannt liegen und folge den Anweisungen.

Wenn in deinem Kopf Gedanken auftauchen, dann konzentrier dich auf die Pausen zwischen den Gedanken.

Erlaub dir, ganz ruhig zu werden.

Bring deine Aufmerksamkeit jetzt noch einmal ins Außen und sieh vor deinem inneren Auge den Raum, in dem du liegst.

Sieh den Boden und die Decke. Sieh die verschiedenen Möbel. Sieh dich aus der Vogelperspektive.

Sieh deine Kleider, die Farben der Kleidung und deinen Gesichtsausdruck.

Bring deine Aufmerksamkeit jetzt noch einmal zu den Geräuschen in deiner Umgebung. Beweg dich von einem Geräusch zum nächsten und versuch die Geräusche nicht zu interpretieren. Hör einfach hin.

Bring deine Aufmerksamkeit jetzt zu dem Geräusch, das dir am nächsten ist: zu deinem eigenen Atem.

Wechsle jetzt vom Hören des Atems zum Fühlen. Nimm wahr, wie der Atem den Körper bewegt.

Komm jetzt zu deinem Sankalpa oder wiederhol dreimal innerlich: *„Ich nehme mich so an, wie ich bin – mit allem, was ich in diesem Moment mitbringe."*

Sag jetzt diesen Vorsatz dreimal innerlich für dich auf.

Dieser Vorsatz wird sich in deinem Leben verwirklichen. Den Samen hast du soeben gesät.

Gleich unternehmen wir eine Reise durch den Körper. Bleib dabei aufmerksam, aber konzentrier dich nicht zu angestrengt.
Bring die Aufmerksamkeit zu den folgenden Körperteilen:

Rechte Hand, Daumen, Zeigefinger, Mittelfinger, Ringfinger, kleiner Finger, rechte Handinnenfläche, Handrücken, Handgelenk; Unterarm, Ellenbogen, Oberarm, Schulter, Achselhöhle; Taille, rechte Hüfte, Oberschenkel, Knie, Unterschenkel; Fußgelenk, Ferse, Sohle, rechte große Zehe, zweite Zehe, dritte Zehe, vierte Zehe, kleine Zehe.

Die ganze rechte Seite.
Bring die Aufmerksamkeit zu den folgenden Körperteilen:

Linke Hand, Daumen, Zeigefinger, Mittelfinger, Ringfinger, kleiner Finger, linke Handinnenfläche, Handrücken, Handgelenk; Unterarm, Ellenbogen, Oberarm, Schulter, Achselhöhle; Taille, linke Hüfte, Oberschenkel, Knie, Unterschenkel; Fußgelenk, Ferse, Sohle, linke große Zehe, zweite Zehe, dritte Zehe, vierte Zehe, kleine Zehe.

Die ganze linke Seite.

Bring die Aufmerksamkeit jetzt zur Rückseite des Körpers:

Beide Fersen, Waden, Kniekehlen, Rückseite der Oberschenkel, ganzes Gesäß; ganze Wirbelsäule, Nacken, Hinterkopf. Die ganze Rückseite des Körpers.

Bring die Aufmerksamkeit jetzt zu

Scheitel, Stirn, Augenbrauen, Augen, Schläfen, Ohren, Wangen, Nase, Oberlippe, Zunge, Unterlippe, Kinn; Hals, Brust, Bauch, Becken; Vorderseite der Oberschenkel, Schienbeine, alle Zehen.

Die ganze Vorderseite des Körpers.

Bleib wach, aufmerksam und ruhig.

Bring jetzt die Aufmerksamkeit zu den folgenden Körperteilen:

Rechtes Bein, linkes Bein, beide Beine; rechter Arm, linker Arm, beide Arme; ganzer Oberkörper, Kopf.

Nimm jetzt den ganzen Körper wahr.

... den ganzen Körper ...

... den ganzen Körper ...

Bleib wach, aufmerksam und ruhig.

Bring jetzt die Aufmerksamkeit zum Atem.

Nimm wahr, wie du ein- und ausatmest.

Verändere nichts am Atemrhythmus.

Bleib mit der Aufmerksamkeit beim Einatmen und beim Ausatmen.

Konzentrier dich jetzt auf die Bewegungen des Bauches.

Achte darauf, wie sich der Bauch bei jedem Einatmen hebt und bei jedem Ausatmen senkt.

Bleib mit der Aufmerksamkeit beim Bauch.

Stell dir nun vor, durch die linke Hand den Arm hinauf einzuatmen, bis zum Punkt zwischen den Augenbrauen.

Atme nun den rechten Arm hinab und durch die rechte Hand aus.

Atme dann rechts wieder ein, bis ins Augenbrauenzentrum, und links wieder aus.

Mach so in deinem eigenen Ryhthmus weiter.

Sieh die Dreieck-Form, in der du ein- und ausatmest.

Wenn du das nächste Mal links ausgeatmet hast, kannst du dich von der Technik lösen.

Nimm den Körper wahr.

Sieh dich aus der Vogelperspektive. Sieh diese Frau in ihrer Ganzheit. Nimm wahr, wie es ihr physisch geht. Wie fühlt sich ihr Körper an?

Nimm aus der Vogelperspektive wahr, wie es dieser Frau emotional geht. Was fühlt sie? Nimm diese Gefühle einfach wahr – ohne etwas zu bewerten. Nimm alles mit liebender Aufmerksamkeit wahr.

Nimm aus der Vogelperspektive wahr, wie es dieser Frau mental geht. Wie laut oder leise ist ihr Geist? Welche Gedanken gehen in ihr vor?

Erschaffe jetzt ein Bild von dieser Frau. Rufe vor deinem inneren Auge ein detailliertes Bild hervor, mit allen Merkmalen, die diese Frau ausmachen.

Eine Frau. Mit einem bestimmten Aussehen. In ihrer Rolle als Partnerin? Als Tochter? Schwester? Freundin? Eine Frau mit einem bestimmten Beruf. Mit bestimmten Hobbys. Talenten. Gefühlen.

Schaff ein ganz konkretes Bild dieser Frau. Betrachte diese Frau und all ihre Facetten mit liebevollem Blick.

Geh jetzt eine Woche in die Vergangenheit und kreiere das Bild neu. Ist es dieselbe Frau? Betrachte sie liebevoll.

Geh nun ein Jahr zurück. Betrachte die Frau, die du vor einem Jahr warst, mit liebevollem Blick.

Geh fünf Jahre zurück.

Zehn Jahre.

Bemerke den Unterschied. Die Veränderung.

Deine Identität ist nicht dein wahres Selbst. Die Identität verändert sich. Dein Selbst aber ist unveränderlich.

Komm jetzt zurück zu deinem heutigen Selbst. Sieh dich auf der Unterlage liegen. Betrachte diese Frau liebevoll.

Verschmilz jetzt wieder mit dieser Frau und fühl ihren Körper.

Such jetzt im Körper nach dieser Identität. Lass deine Aufmerksamkeit durch den Körper schweifen und such nach dem Ort, wo du dein Selbst spürst.

Wenn du das Gefühl hast, dein Selbst gefunden zu haben, dann such weiter in der Tiefe. In welchem Muskel? In welcher Zelle? In welchem Molekül?

So wirst du spüren, dass dein Selbst nicht gefunden werden kann. Stattdessen spürst du aber diesen Teil, der sucht. Dieses Bewusstsein, das sucht. Das auch in allen anderen Etappen deines Lebens bereits da war. Pures Bewusstsein.

Dieses Bewusstsein bist du. Dieses Bewusstsein ist da. Voller Strahlkraft. Stark. Reines Potenzial.

Nimm dieses Bewusstsein wahr. Verbinde dich in stressigen Situationen, in diesem intensiven Leben als Mama immer wieder mit diesem Bewusstsein und schöpfe daraus Kraft.

Bring deine innere Aufmerksamkeit nun wieder zum physischen Körper.

Wiederhol jetzt dreimal für dich deinen eigenen Sankalpa oder den Vorsatz: *„Ich nehme mich so an, wie ich bin – mit allem, was ich in diesem Moment mitbringe."*

Komm jetzt mit deiner Aufmerksamkeit zu deinem Körper zurück.

Dein Körper liegt ganz entspannt auf der Unterlage: Du atmest ruhig ein und aus.

Nimm jetzt alle Geräusche in deiner Umgebung wahr.

Mach dir ein Bild vom Raum, in dem du liegst. Orientier dich.

Lass die Augen noch geschlossen.

Nimm jetzt einen vollen Atemzug. Spür, wie der Atem Bewegung in deinen Körper zurückbringt.

Fang langsam an, die Hände und Füße zu bewegen.

Beweg auch die Arme und Beine.

Räkle und streck dich ohne Eile.

Öffne jetzt die Augen.

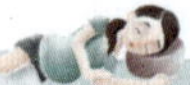

Literaturangaben

Verena Schmid: *Der Geburtsschmerz. Bedeutung und natürliche Methoden der Schmerzlinderung*. Hippokrates 2013

Frederick Leboyer: *Inner Beauty, Inner Light: Yoga for pregnant Women.* Williwam Morrow Paperbacks 1999

Senden, I.P.M., et al., Labor Pain: *A comparison of parturients in a Dutch and in an American Hospital*. Obstretics & Gynecology, 1988; 71 (4)

Swami Satyananda Saraswati: *Yoga Nidra*. Yoga Publications Trust 2003

Yoga-Mama-Geburtsvorbereitung:

Die Geburtsvorbereitungs-Methode mit Yoga-Nidra und yogischen Atemtechniken unterrichtet Nadja Brenneisen in verschiedenen Yoga-Studios – aber auch online.

Mehr Informationen zu laufenden Kursen und dem Online-Kurs findest du auf https://yogamama.ch

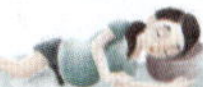

Über die Autorin

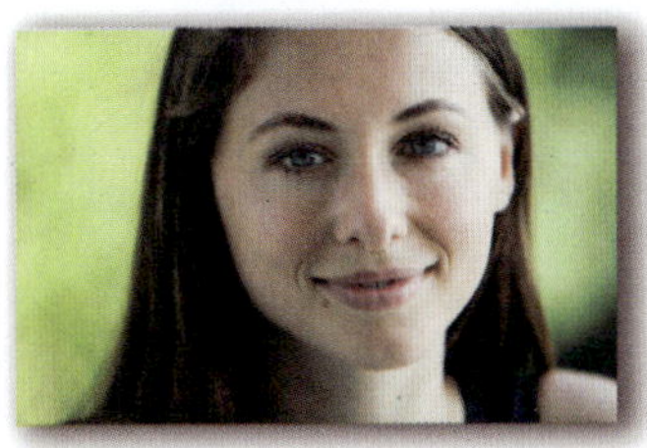

Bei ihrer Tätigkeit als Doula, also als Schwangerschafts- und Geburtsbegleiterin, erfährt **Nadja Brenneisen** nahezu täglich, welche Entspannungstechniken während der Schwangerschaft guttun und bei der Geburt wirklich funktionieren. Außer als Doula arbeitet sie als freie Journalistin und Bloggerin, überwiegend zu Frauenthemen. Die zertifizierte Yoga- und Yoga-Nidra-Lehrerin lebt mit Mann und Kind in Zürich.

Liebe Leserin, lieber Leser,

wenn Ihnen dieses Buch gefallen hat,
würden wir uns sehr über eine positive und
authentische Bewertung freuen.
Rezensionen sind ein wichtiges Feedback für uns
und ein wertvoller Lohn für unsere Arbeit.

Bewerten Sie direkt über
www.windpferd.de
oder
auf der Website Ihrer Lieblingsbuchhandlung.

Vielen Dank,
Ihre Nadja Brenneisen